L'OREILLE

ANATOMIE PATHOLOGIQUE

PAR

Hermann STEINBRUGGE

Professeur d'otologie à Giessen

TRADUIT ET PUBLIÉ

PAR

Le Dr J.-A.-A. RATTEL

ANCIEN MÉDECIN DE L'INSTITUTION NATIONALE DES SOURDS-MUETS

ET DE LA CLINIQUE NATIONALE DES MALADIES DE L'OREILLE

Deux fois lauréat de la Faculté de Médecine

de Paris

AVEC DIX-NEUF GRAVURES DANS LE TEXTE

PARIS

Sumptibus Doctoris

6, RUE BAILLEUL, 6

1894

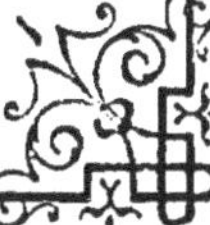

L'OREILLE

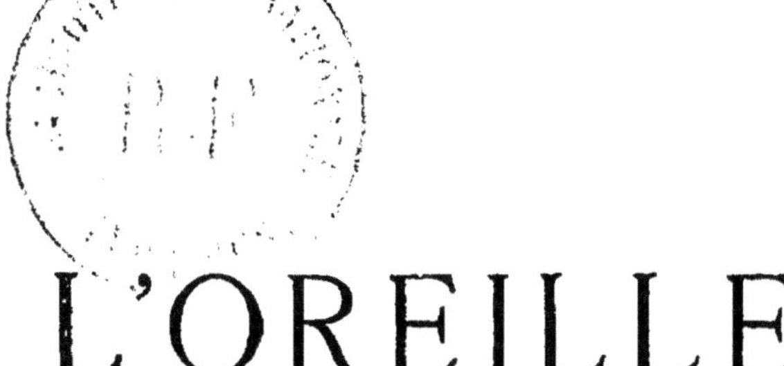

ANATOMIE PATHOLOGIQUE

L'OREILLE

ANATOMIE PATHOLOGIQUE

PAR

Hermann STEINBRÜGGE

Professeur d'Otologie à Giessen

TRADUIT ET PUBLIÉ

PAR

Le Dr J.-A.-A. RATTEL

ANCIEN MÉDECIN DE L'INSTITUTION NATIONALE DES SOURDS-MUETS
ET DE LA CLINIQUE NATIONALE DES MALADIES DE L'OREILLE

Deux fois lauréat de la Faculté de Médecine
de Paris.

~~~~~~~~

AVEC DIX-NEUF GRAVURES DANS LE TEXTE

~~~~~~~~

PARIS

Sumptibus Doctoris

6, RUE BAILLEUL, 6

1894

—

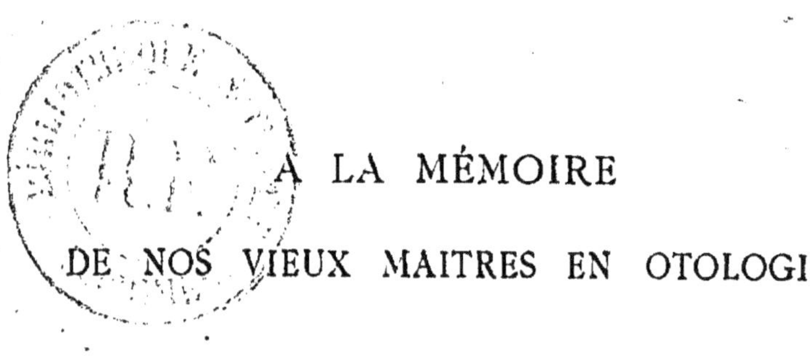

A LA MÉMOIRE

DE NOS VIEUX MAITRES EN OTOLOGIE

ITARD & BONNAFONT

Dʳ J.-A.-A. RATTEL

BIBLIOGRAPHIES

Malformations de l'oreille. — Die frühere Literatur über Missbildungen s ausführlicher in Lincke's Handb. Bd I, p. 597—653 und Schwartze's Pathol. Anatomie, p. 22.

Walther, Ueber die angeb. Fetthautgeschwülste, etc., Landshut 1814, p. 33 (nach Lincke). — Fielitz, Stark's Arch. f. Geburtshülfe, Bd II, p. 71 (nach Lincke). — Oberteuffer, ibid., Bd II, p. 638. — Jager, v. Ammon's Ztschr. f. Ophthalmol. 1835, Bd V. — Cock, Med. chirurg. Transact. London, XIX, p. 161 (n. Schwartze). — Dardel, Anomalie de l'oreille int. Schweizer Ztschr. f. Heilk. 1864, Bd III, Heft 1, 2. Ref. A, f. O. II, 310. — Schwartze, Path. Anat., p. 24, Fig. 13 und 15. — Welcker, Arch. f. O., I, p. 163. — Betz, Ueber Fistula auris cong. Memorabil. VIII. 24 Juni 1863. — Michel, Gaz. méd. de Strasbourg, 1863, No. 4. — Wreden, Zur Casuistik der angeb. Missbildungen d. Ohres. Mon. f. Jahrg. 4. No. 1. — Rose, Ueberzählige Gehörknöchelchen. Monatschr. f. Geburtshülfe, etc. Bd 27 u. 28. Ref. Arch. f. O. Bd 3, p. 251. — Oeffinger, Zeitschr. f. rat. Med. Bd 31, Hft 1 u. 2. — Strawbridge, Transact. of the americ. otol. soc. Newport 1875, Juli 21. — Pfluger, Mon. f. O. 1874, Nº 11. — Schwabach, Ueber Kiemenfisteln etc. Zeitschr. f. O. Bd. 8, p. 103. — Virchow, Auricularanhang hinter d. Ohr, Arch. f. pathol. Anat. etc. Bd 30, p. 228. — Ders., Atresie, d. Gehörgangs etc. Ibid. Bd. 32, p. 518. — Urbantschitsch, Fisteln, Mon. f. O. 1877. No 7. — Dessen Lehrbuch d. O. 1884, p. 59, 74, 162, 203, 351 ff. — Paget, Vererbung von Fisteln, The Lancet, 1877, 1. Dec. — Bremer, Ueber Atresia auricul. ext. Nord. medicin. Ark. Bd 9, Nº 2. — Ders., Om det path. Fund hos Doevstumme etc. Kjöbenhaven 1880. Ref. Zeitschr. f. O. Bd 10, p. 159. — Brown, Asyntrophy of the right temp bone, Lancet 1879, 8. Nov. Ref. Zeitschr. f. O. Bd. 9, p. 63. — Kipp, Fistula auris cong. Vortr. in d. amerik. otolog. Gesellschaft 1880. Ref. Zeitschr. f. O. Bd. 9, 386. — Kratz, Fistul. fissur. branch. I. congen. Dissert. inaug., Bonn 1880. — Moos, Klinik der Ohrenkrankheiten, Wien 1866, p. 49 ff. — Ders., Aetiologie u. Befunde von 40 Fällen angeb. Taubheit, Zeitschr. f. O. Bd 11 p. 265. — Ders., Eine eigenthüm. Missbildung d. Ohres, etc., Bd. Ibid. 13 p. 166. — Moos und Steinbrügge, Missbildung d. rechten Ohres etc. Zeitschr. f. O. Bd. 10, p. 15 — Dieselben, Ueber das combinirte Vorkommen von Entwicklungsstörungen u. rhachit. Veränderungen etc. Ibid. Bd 11, p. 40. — Dieselben, Doppels, Mangel d. ganzen Labyrinths etc., ibid. Bd 11, p. 281. — Dieselben, Untersuchungsergebnisse von 4 Felsenbeinen zweier

Taubst. ibid. Bd. 13, p. 255. — Dieselben, Untersuchungsergebn. von 6 Felsenb. dreier Taubst, ibid. Bd. 15, p. 87. — KARSCH, Zur Statistik der Taubst. in der Pfalz Friedreich's Bl. f. gerichtl. Med. 1882, bd. 9 u. 10. — PALACIOS, Atresie des äuss. Gehörganges etc., Revista de Med. y Cir. pract. J. VII, No. 99. Ref. Mon. f. O., 1880, No 10. — HESSLER, Congenit. Atresie d. äuss. Gehörganges, Arch. f. O. Bd, 16, p. 82. — MACAULN, Missbildung, The Specialist, London 1881, 1. Oct. Ref. Arch. f. O., Bd. 18, p. 197. — KNAPP, Beiderseit. rudiment. Ohrmuschel mit Fehlen d. äuss. Gehörgänge, Zeitschr. f. O., Bd. 11, p. 55. — HARTMANN, Taubstummheit etc., Stuttgart 1880. — ROBB, Mikrotia, The americ. Journ. of otol.. Bd. 3, p. 228. Ref. Arch. f. O. Bd. 18, p. 220 und Zeitschr. f. O. Bd. 11, p. 160. — JACOBSON, Bericht etc., Arch. f. O. Bd. 19, p. 34. — MEYER, Ein Beitrag zu den Missbild. im Bereiche der ersten Kiemenspalte, etc., Langenbeck's Arch. Bd. 29, Heft 3. — WAGENHAUSER, Bericht über d. J. 1880 u. 1881 d. Würzb. Poliklinik, Arch. f. O., Bd. 19, p. 55. — Derselbe, Bericht über d. J. 83 u. 84 der Tübinger Polikl. Arch. f. O., Bd. 21, p. 269. — Ders., Anatom. Befund etc. Missbild. des l. Ohres, Arch. f. O. Bd. 26 p. l. — Ders. Pathol. Anat. d. Gehörorgans in Zieroler's Lehrb. spec. Anat. Jena 1886. — KIESSELBACH, Versuch zur Anlegung eines äuss Gehörganges, Arch. f. O., Bd. 19, p. 127. — Ders., Ueber die Missbild. d. Ohrmuschel etc., Gerlach's Beitr. zur Morphologie, etc., 1885. Ref. Arch. f. O. Bd. 22, p. 165. — BLAU, Fälle von Missbildung etc., Arch. f. O., Bd. 19, p. 205. — TOYNBEE, Krankheiten des Gehörorgans, deutsche Uebers, p. 16. — KOHLER, Beschreib. d. physiol. und pathol. Präpar aus der Samml. d. Hofr. LODER etc. Leipzig 1795, Thl., I, p. 148, No. 583 (cit. nach Lincke). — BERNARD, Journ. de physiol. expériment. de j. Magendie, Tome IV (cit. nach Lincke). — SCHUBERT, Bericht etc., Arch. f. O. Bd. 22, p. 165. — TRUCKENBROD, Eine Missbildung des Ohres, Zeitschr. f. O. Bd. 14, p. 179. — KOLLIKER, Entwicklungsgeschichte etc., 1879, p. 753. — BURKNER, Bericht etc., Arch. f. O. Bd. 22, p. 200. — SZENES, Bericht etc., Arch. f. O. Bd. 24, p. 185. — THOMAS, Congenital absence ot auricle etc., Brit. med. Journ. 1885, p. 26. Ref. Zeitschr. f. O. Bd. 15, p. 225. — DYER, Fistula of the antitragus, Med. News, 1885, p. 24. Ref. Zeitschr. f. O. Bd. 15. p. 225. — RANKE, Sitzungsberichte d. morpholog. Gesellsch. in München, 1885 und Münchener med. Wochenschr. 1889, 35. — ROHRER, Ueber Bildungsanomalien der Ohrmuschel, Tageblatt der 58. Naturf.-Vers in Strassburg, p. 137. — Ders., Weitere Mittheilungen über Bildungsanomalien der Ohrmuschel, Bericht über die otiatr. Section der 59. Naturf.-Vers., Zeitschr. f. O. Bd. 16, p. 267. — CORSON, Fall von beiders rudiment Ohrmuscheln, New-York Med. Times, Mai 1886. Ref. Zeitschr. f. O. Bd. 16, p. 301. — STEINBRÜGGE, Missbildung der Ohrmuschel etc., Zeitschr. f. O. Bd. 17, p. 272. — JOËL, Ueber Atresia auris congen., Zeitschr. f. O. Bd. 18, p. 278. — OGSTON, A case of arrested development etc., Edinb. med. Journ. Sept. 1880 (cit. nach Meyer). — HIS, die Formentwicklung der menschl. Ohrmuschel, 3. Congrès internat. d'Otologie à Bâle, Compt. rend.

p. 149. — GRADENIGO, Die embyronale Aalage,des Mittelohres, Wien 1887. — LANNOIS, La surdi-mutité et les sourds-muets devant la loi, Lyon et Paris 1889. — ERHARD, Rationelle Otiatrik, 1859, p. 146 ff. — v. TROLTSCH, Lehrbuch etc., 1877, p. 32, 129. — SCHWARTZE, Lehrb d. chirurg. Krankh. des Ohres, Stuttgart 1885, p. 66, 80, 356. — POLITZER, Lehrb. etc., Stuttgart 1887, p. 543 ff. — GRUBER, Lehrbuch etc., Wien 1888, p. 254, 543 (angeb. Atresie d. r. Ost. pharynx. tub.) 589. — Derselbe, Missbildung. Wien. med. Wochenbl. 1865, p. l. Ref. Arch. f. O. Bd. 2, p. 154. — LUCAE, Anat. physiol. Beitr. z. Ohrenheilk., Virchow's Arch. Bd. 29, S. 33 ff. — M. SCHULTZE, Virchow's Arch. Bd. 20, p. 378. — WALLBAUM, Ueber Missbildungen des knöchernen Gehörorganes. Virchow's Arch. Bd. 11, p. 503. — LEMCKE, Die Taubstummenschulen in Ludwigslust. Ztschr. f. O. Bd. 16, p. 1. — SCHMALTZ, Die Taubstummen im Königreich Sachsen: Leipzig 1884. — SCHUBERT, Bericht über d. 2 ohrenärztl. Lustrum, Arch. f. O. Bd. 30, p. 49. — MYGIND, Uebersicht über die pathol-anatom. Veränderungen d. Gehörorg. Taubst, ibid. p. 76 (ausführlichstes Literaturverzeichniss u. tabellar. Uebers. — Derselbe, Die angeb. Taubheit, Beitr. z. Aetiolog. und Pathogen. d. Taubstummheit, Berlin 1890. — O. ISRAEL, Angeb. Spalten d. Ohrläppchens. Virch. Arch. Bd. 119, Heft. 2. — GRADENIGO, Zur Morphologie der Ohrmuschel etc., Arch. f. O. Bd. 30, p. 235.

Atrophie du rocher, déhiscences. — ZUCKERKANDL, Atrophie des Felsenbeins, Mon. f. O. 1878, No. 3. — VALSALVA. Tractatus de aure, Venet. 1741, Cap. II, 44, vgl. Ref Zeitschr. f. O. Bd 8, p. 65. — HYRTL, Ueber spontane Dehiscenzen etc., Sitzungsber. d. k. k. Akad. d. Wissensch. in Wien, Jahr. 1858, Bd. 30, No 16, p 275. — LUSCHKA, Virchow's Arch. Bd 18, p. 166. — v. TROLTSCH, Lehrbuch, 1877, p, 156ff. — BURKNER, Zur sog Dehiscenz d. Tegm. tymp., Arch. f. O. Bd 13, p. 185. — Derselbe, Zur Casuistik der Knochenlücken im Schläfenbein, ibid., Bd. 15, p. 264. — JANICKE, Beitrag zu den Anomalien der Schlädelbasis etc., Dissert. inaug. Kiel 1877. — FLESCH, Zur Kenntniss der sog. Dehiscenzen d. Tegm. tymp. Arch. f. O. Bd 14, p. 15. — Derselbe, zur Dehiscenz des T. t., ibid. Bd 18, p. 66. — KIESSELBACH, Beitr. z. norm. und pathol. Anat. d. Schläfenbeins, Arch. f. O. Bd 15, p. 246ff. — GRUBER, Ueber spontane Dehiscenz d. Schläfenbeins, Allgem Wiener med. Ztg. 1887, No. 19. — WERNHER, Enorme Luftgeschwulst durch Dehiscenz d. Zellen d. Wfs. entstanden etc., Deutsche Ztschr. f. Chir. Bd 3. — SCHWARTZE, Pathol. Anatomie d. O., Berlin 1878, p. 7. — KORNER, Zur Kenntniss der sog. spontanen Dehiscenzen im Dache der Paukenhöhle, Arch. f. O. Bd 28, p. 169. — Derselbe, Ueber die Fossa jugularis u. d. Knochenlücken im Boden der Paukenhöhle, ibid., Bd 30, p. 236.

Hyperostose générale et partielle du temporal. — ALBERS, Bericht über 84 Leichenöffnungen, Deutsche Klin. 1850, No. 88 bis 52. — HUSCHKE, Ueber Craniosklerosis totalis rachitica, Jena 1858. — FLESCH, Beitr. z. norm. u. pathol. Anat. d.

Gehörorgans, Arch. f. O. Bd. 18. p. 66. — Moos, Zwei Fälle von Hyperostose d. Felsenbeins mit doppelseitiger Ankylose des Steigbügels, Arch. f. O. Bd. 2, p. 190. — Derselbe, Hyperostose des Schädels und der beiden Felsenbeine etc., Arch. f. Augen- und Ohrenheilkunde Bd. 2, Abth. 1, p. 108.— Derselbe, Sectionsergebnisse, ibid. Bd. 7, p. 245 und 247. — HACK, Hyperostose der beiden Felsenbeine etc., ibid. Bd. 2. Abth. I, p. 250. — Moos und STEINBRUGGE, Hyperostosen und Exostosenbildung, etc., Zeitschr. f. O. Bd. 11, p. 48. — BURCKHARDT-MERIAN, Nachtrag zu voriger Mittheilung, ibid. p. 226. — ZAUFAL, Beitr. z. pathol. Anat. d. Gehörorgans, Arch. f. O. Bd. 2, p. 174. — LUCAE, Hyperostose am Promontorium d. beid. Felsenb. ibid. p. 84. — TEICHMANN, Vergrösserung von Gehörknöchelchen, Zeitschr. f. O. Bd. 18, p .5. — JACOBSON, Bericht. etc., Arch. f. O. Bd. 19, p. 33 und 34. — ZUCKERKANDL, Ueber eine selt. Ausbreitungsweise v. Osteophyt. im Schläfenbein, Mon. f. O. 1886, No. 3. — POLITZER, Osteom d. Warzenforts., Lehrb., 2. Aufl., p. 420. — BUCK, Arch. f. Aug. u. O. Bd. 3, Abth. II, p. 11. — WEINLECHNER, Osteom in der Warzengegend etc., Mon. f. O. 1886, No. 11. — FLORENCY, Exostose d. Proc. mastoid. Paris méd. Avril 1886. Ret. Mon. f. O. 1887, No. 1. — GRUBER, Osteome an d. Schuppe etc., Lehrb., 2. Aufl. p. 375. — Verknöcherung d. knorpel. Gehörg. p. 348.

Exostoses de l'oreille externe. — AUTENRIETH, Reil's Arch. f. Physiol. 1809. S. 349 (nach v. Tröltsch). — O. O. WEBER, Die Exostosen und Enchondrome, Bonn 1856. — BONNAFONT, L'Union méd. 1868, Mai 30. Ref. Arch. f. O. Bd. 4, p. 306. — TOYNBEE, Diseases of the ear, deutsche Ueber p. 110 ff.—SELIGMANN, Sitzungsb. d. k. k. Akad. d. Wissensch. in Wien, Jahrg. 1864, p. 55. — WELCKER, Exostosen d. äuss. Gehörganges. Arch. f. O. Bd. 1, p. 167. — Moos, Fall von Anbohrung d. in Folge von Entzündknöchern verschlossenen äuss Gehörg., Virchow's Arch. Bd. 73, p. 154. Ref. Zeitschr. f. O. Bd. 8, p. 88. — Derselbe, Ueber doppels. symmetrische Exostosenbild. im äuss. Gehörg., Arch. f. Aug. u. O. Bd. 2, Abth. 1, p. 113. vgl. Ztschr. f. O. Bd. 13, p. 158. — Derselbe, Ein Fall von Verschliess d. äuss. Gehörg. etc., Zeitschr. f. O. Bd. 8, p. 148. — Derselbe, Ein Fall von Neuralgie, hauptsächlich im Bereiche d. 2. Trigeminusastes durch Exostosenbildung im äuss. Gehörg.. Berl. klin. W. 1884. No. 8 — Ders., Erworb. Atresie beid. äuss. Gehörg. in Folge von chron. Eczem., Zeitschr. f. O. Bd. 13, p. 165. — ALDINGER, Zwei Fälle von Exostosen im äuss. Gehörg., Arch. f. O. Bd. 11, p. 113. — JAQUEMART, ibid. p. 329. — MATTHEWSON, Exostose d. äuss. Gehörg. etc., Bericht d. 1. Congr. d. intern. otol. Gesellsch. zu. New-York, Sept. 1876, Ref. Arch. f. O. Bd. 18, p. 312. — FIELD, On the etiology of aural exost., etc. Brit. med. Journ. 1878, 2. Febr. Ref. Zeitschr. f. O. 8, p. 88.— Derselbe, Case of ivory exostosis in both ears, The Lancet, 1878, No. 20, Ref. Zeitschr. f. O. Bd. 8, p. 168. — Derselbe. Brit. med. Journ. 1883, 24. Nov. — Derselbe, On aural exostosis, The Lancet, 1885, p. 980. Ref. Zeitschr. f. O. Bd 15, p. 224. — Dr. L. B. in Hamburg, Zur Casuistik der Knochengeschwülste d. äuss. Gehörg., Arch. f. O. Bd. 10, p. 110. — ORNE GREEN,

Exostosen des Gehörgangs etc., Boston med. and surg. Journ. 1878, 18. April. Ref. Zeitschr. f. O. Bd. 8, p. 101. — Delstanche jr., Contribution à l'étude des tumeurs osseuses, etc., Brüssel 1878. Ref. Zeitschr. f. O. Bd. 8, p. 169. — Bremer, Om Behandlingen of Exostoser i Oeregangen, Hospit. Tidende 1879, No. 2. Ref. Arch. f. O. Bd. 15, p. 65. — Turner, On exostoses within the ext. audit. meatus., Journ. of. anat. and physiol. Vol. 13, Part. 11, p. 200. Ref. Zeitschr. f. O. Bd. 8, p. 306. — Gardiner Brown, Ivory exostosis etc., The Lancet 1880, 13 March. — Hedinger, Ueber eine eigenthüml. Exostose im Ohr, Zeitschr. f. O. Bd. 10, p. 49. — C.-J. Blake, On the occurrence of exostoses within the ext. audit. canal in prehistoric men. Amer. Journ. of Otol. Vol. 2. No. 2. — Cassels, Ueber die Aetiologie der Exostosen d. Ohres etc., s. Knapp's Bericht über d. internat. med. Congr. zu London 1881. Zeitschr. f. O. Bd. 10, p. 274. — Ayres, Exostosen d. äuss. Gehörg., Exostosen d. äuss. Gehörg., Zeitschr. f. O. Bd. 11, p. 95. — Munson, Ein Fall von chron. eitriger Mittelohrentz. mit Exostose d. Gehörg., Zeitschr. f. O. Bd. 11. p. 255. — Tage Hansen, Exostose i Oeregangen, Hospitalstidende, Bd. 9, No 13. — Bezold, Bericht über die vom J. 1884 bis. 86, behandelten Ohrenkranken, Arch. f. O. Bd. 25, p. 213. — Cocks, Gestielte Exostose im äuss, Gehörg. in Folge langdauernder Eiterung etc., Zeitschr. f. O. Bd. 13, p. 172. — Virchow, Ueber krankhaft veränderte Knochen alter Peruaner, Sitzungsber. d. kgl. preuss. Akad. d. Wissensch. 1885. p. 137. Ref. Arch. f. O. Bd. 23, p. 170 u. Zeitschr. f. O. Bd. 15, p. 322. — Knapp, Erfolgreiche Ausmeisselung einer den Ohrkanal vollstændig ausfüllenden Elfenbein exost. Zeitschr. f. O. Bd. 15, p. 314. — Benson, Ivory exostosis of audit. meat., The Brit. med. Journ. 1885, p. 790 Ref. Zeitschr. f. O. Bd. 15, p. 224. — Stone, Operation einer elfenbeinharten Gehörgangsexost. Liverpool med. chir. Journ. 1888. Ref. Mon. f. O. 1888, No 5. — Story, Exostosis in the audit. meat. Dublin Journ. of med. science 1888, Jan.— Wagenhaeuser, Bericht etc., Arch. f. O. Bd. 27, p. 161. — Schwartze, Lehrb. d. chir. Krankheiten des O., Stuttgart 1885. p. 100. — Politzer, Lehrbuch, 2 Aufl., p. 172. — Heimann, Fall von operirter Exost. im. äuss. Gehörg., Zeitschr. f. O. Bd. 19, p. 205. — Burnett, Lehrbuch. 1877, p. 320. — Noltenius, Eine exquisit. gestielte Exostose d. knöchernen Gehörg., Mon. f. O. 1890, No 9.

Néoplasmes malins du temporal.

Kessel, Epitheliom d. Gehörgangs, Arch. f. O. Bd. 5, p. 184. — Brunner, Epithelialcarcinom d. Ohres, ibid. Bd 5, p. 28. — Schwartze, Fall von primärem Epithelialkrebs des Mittelohres, ibid. Bd. 9, p. 208. — Rondot, Sur le cancer de l'apophyse mast., Ann. des malad. de l'oreille, etc., 1875, p. 227 ff. — Lucae, Epithelialkrebs d. r. Felsenbeins, Arch. f. O. Bd. 14, p. 127. — — Delstanche jr. Fall von prim Epithelialkrebs d. äuss. Gehörg., Arch. f. O., Bd. 15, p. 21. — Polaillon, Carcinome de l'oreille moyenne et du rocher, etc., Arch. des malad. de l'oreille 1879, p. 254 ff. — E. Fränkel, Beitr. z Pathol. und pathol. Anatomie d. Gehörorg. Zeitschr. f. O. Bd. 8, p. 229. — Kipp, Epitheliom d Mittelohres, ibid. Bd. 11, p. 6. — Habermann, Metastatisches Carcinom des Gehörorg. Zeitschr f. Heilk. Bd. 8. — Jaconson, Cancroid d. Ohres, Arch. f. O. Bd. 19, p. 34. — Stacke, Epithelialcarcinom d. Ohrmuschel ibid. Bd. 20, p. 270. — Pierce, Fall von ausgedehnter Erkrankung des Schläfenbeins, etc., Zeitschr. f. O. Bd. 12, p. 114. — Moos, Krebs des häutig-knorpligen Gehörg. etc., ibid. Bd. 13, p. 166. — Seely, Primäres Epitheliom der Ohrmuschel, ibid. Bd. 13, p. 237. — E. Ménière, Tumeur épithéliale du conduit audit. ext., Comptes rend. du 3e Congrès internat. d'Otologie à Bâle, p. 72. — Buss, Zwei Fälle von prim. Epithelialkrebs d. Mittelohres. Dissert. inaug., Halle 1885. — Marian, Epithelialcarcinom d. Ohrmuschel u. d. äuss Gehörgangs, Arch. f. O. Bd. 22, p. 211. — Matthewson, Fall von Krebs d. Hörorgans, Transact, of the americ. otol. soc., 11. annual meeting. 1878. — Kipp, Epitheliom d. Ohrmuschel, ibid., 17, ann. meet., Vol. III, p. 3. — Kretschmann, Ueber Carcinome d. Schläfenbeins, Arch. f. O. Bd. 24, p. 231 ff. — Pooley, A case of epithelioma of the auricle, The med. Record, 20 Nov. 1886. Ref. Mon. f. O. 1887, p. 41. — Douglas, A. Joy, Epithelioma of the auricle, ibid., 25 Dec. 1886. Ref. Mon. f. O. 1887, p. 41. — Kales, Epithel. of the auricle. ibid., 29 Jan. 1887. Ref. Mon. f. O. 1887, p. 79. — Politzer, Lehrbuch, 2. Aufl., p. 421. — Derselbe, p. 509 ff. — Gruber, Lehrbuch, 2. Auflage, p. 383 ff. — Schwartze, Lehrbuch, Stuttgart, 1885, p. 78. — Derselbe, p. 227 ff. — Derselbe, p. 379. — Toynbee, Diseases, etc., Deutsche Uebers., p. 392 ff. — Gorham, Bacon, and Muzzy, Fall von Krebs d Ohres, d. wahrscheinl. in. d. Paukenhöhle seinen Ursprung genommen, Zeitschr. f. O. Bd. 19, p. 263. — Piering, Vortr. im Verein deutscher Aerzte zu Prag, 1 Juli 1887. — Ferreri, Sull' epitelioma del padiglione dell' orecchio, etc. Lo speriment. 1888, Luglio.

Roke, Osteosarkom, Wien. med. Halle 1863, No. 45, 46. — Hartmann, Rundzellensarkom, Zeitschr. f. O. Bd. 8, p. 213. — Cassels, Clinical report of three cases of malignant ear diseases, etc., Glascow Med. Journ. Decemb. 1879. — Küster, Fibromyxosarcoma cavern. Berl. klin. Wochens hr. 1881, No 36. — Christinneck, Fibrosarkoma, Arch. f. O. Bd. 18, p. 291. — Derselbe, Rundzellensarkom, ibid. Bd. 20, p. 34. — Sexton, Destruirendes Adenom d. Felsenbeins, New York med. Journ. 13. Dec. 1884. — Crne Green, Rundzellensarkom d. Ohres, Zeitschr. f. O. Bd. 14, p. 229. — Stacke u. Kretschmann, Spindelzellensarkom der Ohrmuschel, Arch. f. O. Bd. 22, p. 261. — Rasmussen u. Schmiegelow, Psammomatöses Endothelsarkom mit Cholestearintafeln, Zeitschr. f. O. Bd. 15, p. 178. — Haug, Ein Fall von Sarkom d. Paukenhöhle, etc., Arch. f. O. Bd. 30, p. 126.

Burckhardt-Merian, Fibrosarkom d. inner. Ohres ausg. von der Dura mater, Arch. f. O. Bd. 13, p. 11. — Vermyne, Myxofibrom der Schädelbasis etc., Transact. of the amer. otol. soc., 17 ann. meet., Vol. III, Part. 3. — Moos, Drei Fälle von secund. Affection d. Felsenb. im Gefolge von Neubildungen im N. R. Raum etc., Arch. f. Aug. u. Ohrenheilk. Bd. 7, p. 228. — Oren Pomeroy, A case of intracranial myxoma etc., Americ. Journ. of Otol., Vol. 3, No. — Knapp, Fall von bösartiger Parodis-und Trommelhöhlengeschwulst, Zeitschr. f. O. Bd. 9, p. 17.

Förster, Sarkom d. linken Hörnerven, Würzb. med. Zeitschr. 1862, III, p. 199. — Voltolini, Sarkom d. Hörnerven, Virch. Arch. Bd. 22, p. 125. — Brückner, Ein Fall von Tumor der Schädelhöhle, Berl. klin. Wochenschr. 1867, No. 29. — Moos, Ein Fall von Sarkom d. linken Gehörnerven etc., Arch. f. Aug und Ohrenheilk. Bd. 4, Abth. I, p. 179. — Virchow, Lehre von den Geschwülsten Bd. II, p. 151. — Klebs, Neurom. Prager Vierteljahrschr. 1877. S. 65. — Bürkner, Fall von Rundzellensarkom d. Gehirns etc., Arch. f. O. Bd. 19, p. 252. — Schwartze, Pathol. Anat. d. Ohres, p. 129. — Stevens, Fall von Gehörnervengeschwulst (Sarkom) in der Kleinhirngrube, Zeitschr. f. O. Bd. 8, p. 290. — Böttcher, Fibrosarkom d. N. acusticus, Arch. f. Aug. und O. Bd. 2. Abth. 2 p. 87. — Schwartze, Tuberkelknoten am Por. acust int. von der Dura ausgehend, Pathol. Anat. p. 16. — Seymour J. Sharkey, A fatal case of tumour of the left audit. nerve, Brain, April 1888. Ref. Fortschr. d. Med. 1888, No. 14. — P. Mc Bride, Contribution to the Pathology of the int. ear, Journ. of anat. physiol. Vol. 14, p. 2. Ref. Zeitschr. f. O. Bd. 9, p. 219 (Rundzellensarkom d. Kleinhirns). — Politzer, Osteosarkom d. Sella turcica, Hydrocephalus, Atrophie d. N. acust. u. facial., Lehrb., 2. Aufl., p. 506.

Affections du pavillon. — Hebra, Hautkrankheiten, 1860, p. 353. — Auspitz, Eczem d. äuss. Ohres, Arch. f. O. Bd. 1, p. 123. — Szenes, Bericht etc., Arch. f. O. Bd. 24, p. 185. — Rohrer, Pemphigus d. Ohrmuschel 3 Fälle von Herpes facial., 7. Versamml. süddeutscher Otologen in München, 25. Mai 1885. — Gruber, Die Bläschenflechte im Ohre, Mon. f. O., Mai 1875. — Hermet, Primärer indurirter Schanker im Sulc. auriculo-mast., Ann. de dermatol. et de syphil. 7, 1886. — Zucker, Ueber Syphilis d. äuss. Ohres, Zeitschr. f. O. Bd. 13, p. 167. — Hessler, Gumma d. Ohrmuschel, Arch. f. O. Bd. 20, p. 242. — Sexton, Tuberkelsyphilid d. Ohres, Journ. of cutaneous and venereal diseases, Vol. 1, No. 9, Ref. Arch. f. O. Bd. 20, p. 218.

Aeltere Literatur (1831—64) über Othämatome s. bei Haase, Henle's und Pfeuffer's Zeitschr., 3. Reihe, Bd. 24, S. 82. — Haupt, Ueber das Hämatom, Diss. inaug., Würzb. 1867. Ref. Arch. f. O. Bd. 4, p. 143. — Schwartze, Spontanes Othämat. bei einem nicht Geisteskranken, ibid. Bd. 2, p. 213. — Derselbe, Gangrän del Muschel, Arch. f. O. Bd. 2, p. 295. — Wendt, Spontanes Othämat. b. einem Geistesgesunden, ibid. Bd. 3, p. 29. — Derselbe, Subacute Zellgewebsentz. d. Ohrmuschel, ibid. Bd. 3, p. 30. — Derselbe, Balggeschwulst, ibid. — Howe, Othämat. bei einer geistesges. Frau, Transact. of the americ. otol. soc., 17. ann. meet, Vol. III, p. 3. — Sauger Brown, Othämat., Med. Record, 10 Juni 1886. — Brunner, Beiderseit. Othämat. bei einem geistig u. körperl. Gesunden, Arch. f. O.

Bd. 19, p. 58. — BLAU, Spontanes Othäm. bei einem Geistesges,
ibid. Bd. 19, p. 203. — BLAKE and SHAW, Othämat., Arch.,
f. Aug. u. Ohrenheilk. Bd. 3, Abth. 1, p. 200. — Dieselben,
Fibröse Geschwulst d. Ohrläppchens beiders, ibid. — KOLL,
Hämatom d. Ohrmuschel, Arch. f. O. Bd. 25, p. 77. — POLLAK,
Beitr. z. pathol. Histol. d. Ohrknorpels, Mon. f. O. 1879, No. 7.
— TRAUTMANN, Traumat. Othäm., Arch. f. O. Bd. 7, p. 114. —
PAREIDT, De chondromalacia etc., Dissert. inaug., Halle 1864.
— LUDW. MEYER, Virch. Arch. Bd. 37, Hft. 4. — STEIN-
BRÜGGE, Othämat. bei einem geist und körperl. Ges., Zeitschr.
f. O. Bd. 9, p. 139. — Derselbe, Fibrom d. Ohrläppchens,
ibid., p. 141. — BÜRKNER, Bericht etc (Othämatom), Arch.
f. O. Bd. 17, p. 183. — Derselbe, Fibrom d. Lobulus, ibid.
— W. MEYER, Zur Behandlund d. Ohrblutgeschwülste. Arch.
f. O. Bd. 16, p. 161 — C. J. BLAKE, Treatment of Othäm.,
Americ. Journ. of otol. Vol. III, p. 192. — WEIL, Beitr.
zur Casuistik d. Othäm (O. bei einem 5/4 Jahre alten Kinde),
Mon. f. O., 1883, No. 3. — VIRCHOW, Pankratiasten-Ohr bei
einem japanischen Ringer, Arch. fr. pathol. Anat. etc., Bd.
101, p. 387. Ref. Zeitschr. f. O. Bd. 15, p. 321. — LEF-
LAIRE, Othématome spontané terminé par suppuration, Gaz.
méd. de Paris, 1887, No. 26. Ref. in Hirsch's Jahresber. 1887.
— MABILLE, Ann. méd.-psycholog., Mars 1888, No 2, p. 273.
Ref. Arch. f. O. Bd. 28, p. 105.

CHIMANI, Entzündung d. Perichondriums etc., Arch. f. O.
Bd. 2, p. 169. — POMEROY, Multiple Abscesse d. Auricula in
Folge v. Perichondrit. Transact. of the amer otol. soc., 8 ann.
meet. Ref. Arch. f. O. Bd. 11, p. 187. — KNAPP, Perichondritis
auriculae, Zeitschr. f. O. Bd. 10, p. 42. — MARIAN, Bericht etc.
(Abscess der Ohrmuschel, Arch. f. O. Bd. 22, p. 211. — SCHWA-
BACH, Zur Pathologie d. Ohrknorpels, Deutsche med. Wochenschr.
1885, No. 25. — TURNBULL, Acute inflammation of the auricle,
The med. Bull. 1882, No. 4. Ref. Ztschr. f. O. Bd. 11, p. 338.
— BARTSCH, Fall von Perichondrit. auricul., Mon. f. O. 1884,
No. 42. — WILDE, Fall von Perichondrit. auric., Lehrbuch,
S. 200. — ROOSA, Perichondrit., Lehrb., 1 Aufl., 1873, p. 113.
— BENNI, Observat. sur la périchondrite, Baseler Congr.,
Compt. rend., p. 181.

SCHAPRINGER, Seröse Cyst. der linken Ohrmuschel, Mon. f. O.
1885, No. 5. — HARTMANN, Ueber Cystenbildung in d. Ohrmuschel, Zeitschr. f. O. Bd. 15, p. 156 und Bd. 18, p. 42. —
HESSLER, Cyste in d. Ohrmuschel nach traumat. Othäm., Arch.
f. O. Bd. 23, p. 143. — SELIGMANN, Ueber Cystenbild. in d.
Ohrmuschel, Zeitschr. f. O. Bd. 15, p. 280.

EITELBERG, Gangrän d. Ohrmuschel, Wien. med. Wochenschr.
1885, No, 21. Ref. Zeitscht. f. O. Bd. 15, p. 223 u. Arch. f. O.
Bd. 22, p. 286. — HUTCHINSON, Noma of the ear. Med. Times
and Gaz., 2. Januar 1881. — GRUBER, Lehrbuch, 2, Aufl.,
p. 279. — JACOBSON, Bericht etc. (diphtherit. Geschwüre), Arch.
f. O., Bd. 19, p. 36 und 37.

MARTIN, Tumour érectile, etc, Gaz. des hôp. 1857, p. 102. —
PIPINO, Naevus vascul. maternus of the ear, Med. Record, 16 Oct.

1886. Ref. Mon. f.O. 1887, No. 1. — Chimani, Aneurysma cirsoid. an d. Ohrmuschel etc. Arch. f. O. Bd. 8, p. 62. — Kipp, Angioma cavernos d. Ohrläppchens, Transact. of the amer. otol. soc., 8 ann. meet. Ref. Arch. f. O. Bd. 11, p. 187. — Eve, Aneurism by anastomosis of the ear, Brit. med. Journ., 24 April 1880. — Kretschmann, Atherom der Ohrmuschel, Arch. f. O. Bd. 23, p. 237. — Hinton, Fibrom d. Ohrmuschel, The Lancet, 12 March. 1860. — Strawbridge, Fibrocartilaginöser Tumor d. Ohrläppchens bei einer Negerin, Transac. of the amer. otol. soc., 8. ann. meet. Ref. Arch. f. O. Bd. 11, p. 187. — Holt, Tumoren d. Ohrläppchen, ibid., 16 ann meet. — Knapp, Ueber Fibrome d. Ohrläppchens, Arch. f. Aug. u. Ohrenheilk. Bd. 5, Abth. I, p. 215. — Finley, Fibroidgeschwulst d. Ohres, Philad. med. Times, 1 Febr. 1879. — Habermann, Fibroide beider Ohrläppchen, Arch. f. O. Bd. 17, p. 29. — M. Buch, Fibrome in Folge von Ohrringen, Petersb. med. Wochenschr. 1881, No. 31. — Moos, Klinik d. Ohrenkrankh., p. 60. — Garrod, The nature and treatm. of gout., London 1859. — v. Tröltsch, Lehrbuch 1877, p. 61. — Anton, Fibroma auriculare, Arch., f. O. Bd. 28, p. 4. — Bing, Ueber Warzen und Papillome am äuss. Ohrtheil, Wien. med. Centrabl. 1885, No. 40. — Bochdalek, Physiol. Verknöcherung der Auricula Prager Vierteljahrschr. 1866, Bd. 1, p. 33 bis 46. Ref. Arch. f. O. Bd. 2, p. 302. — Linsmayer, Ein Fall v. Verknöcherung d. Ohrmuscheln, Wien. klin. Wochenschr. 1889, No. 12 — Politzer, Lehrbuch, 2 Aufl., p. 168. — Jacoby, Arch. f. O. Bd. 11, p. 188. — Schwartze Lehrbuch, 1885, p. 72 et 76.

Affections du conduit auditif externe. — Schwartze, Wissenschaftl. Entwickl. d. Ohrenheilk. Arch. f. O. Bd. 1, p. 238 ff. — Bezold, Vierter Bericht etc., Aerztl. Intelligenzbl. 1881, No. 26. — Löwenberg. Le furoncle de l'oreille, etc. Paris, 1881. Ref. Zeitschr. f. O. Bd. 11, p. 338. — Derselbe, Ueber Natur und Behandl. des Furunkels, Deutsche med. Wochenschr. 1888, No 28. — Derselbe, Medic. Record 1887, Sept. 10. — Kirchner, Staphylococcus befund bei Furunkeln etc., Protokoll über d. 7. Vers. süddeutsch. Ohrenärzte in München. — Derselbe. Mon. f. O. 1887, No. 1. — Derselbe, Pityriasis versicolor im äuss. Gehörg., Mon. f. O. 1885, No. 3. — Schimmelbusch, Ueber die Ursachen der Furunkel, Arch. f. O. Bd. 27, p. 252. — Wreden, Ueber eine eigenthüml. Form von Obstruction d. äuss. Gehörg. Arch. f. Aug. u. O. Bd. 3, Abth. 2. p. 91. — Wette, Fall von desquamativer Entzünd. d. Trommelfells, Mon. f. O. 1882, No. 2. — Hessler, Otit. ext. ex infectione, Arch. f. O. Bd. 26, p. 39 und Deutsche med. Wochenschr. 1888, No. 17. — Blau, Dasselbe, Arch. f. O. Bd. 19, p. 206. — Moos, Ein Fall von selbstständ. Diphth. d. äuss. Gehörg., Arch. f. Aug. u. O. Bd. 1. Abth. 2, S. 86. — Blau, Die diphtherit. Erkrank. d. Gehörorgans bei Scarlatina, Berl. klin. Woch. 1881, No. 49. — Derselbe, Diphtherie d. Gehörganges, ibid. 1884, No. 33. — Wreden, Beschränkung d. diphther. Entzünd. auf d. äuss. Gehörg., Mon. f. O. 1868, No. 10. — Kraussold, Ueber die primäre Otit. ext. diphth., Centralbl. f. Chir.

1877, No. 38. Ref. Arch. f. O. Bd. 14, p. 65. — GOTTSTEIN, Klin. u. krit. Beiträge, Arch. f. O. Bd. 4, p. 90. — BEZOLD, Fibrinöses Exsudat auf d. Trommelfelle und im Gehörg. Virchow's Arch. Bd. 70, 3. — STEINHOFF, Beobacht. über Otit. ext. croup., Diss. inaug., Leipzig 1886. Ref. Arch. f. O. Bd. 25, p. 143. — GURANOWSKI, Fall von prim. croup. Entzünd. d. äuss Gehörg. und d. Trommelf., Mon. f. O. 1880, No. 7. — KNAPP, Condylome beid. Gehörg., Zeitschr. f. O. Bd. 8, p. 122. — STÖHR, Condylome d. äuss. Gehörg., Arch. f. O. Bd. 5, p. 130. — BUCK, Syphil. affect. of the ear, Americ. Journ. of Otol., Jan. 1879. — NOQUET, Un cas de syphil. papulo-érosive, etc., Le Progr. méd. 1885, No. 17. — JACOBSON, Bericht etc. (ringförm. syphil. Geschwüre), Arch. f. O. Bd. 19, p. 36. — ZUCKER, Ueber Syphilis d. äuss. Ohres (Literatur-Angaben), Zeitschr. f. O. Bd. 13, p. 167.

Ausfuhrliches Literaturverzeichniss über Fadenpilze, s. bei SIEBENMANN, Die Fadenpilze etc., Zeitschr. f. O. Bd. 12, p. 124. — Derselbe, Ein 2. Fall von Schimmelmykose d. Rochendaches, Mon. f. O. 1889, No. 4. — MOOS, Profuse aber vollständ. symptomlose Aspergillusbild. im äuss. Gehörg. etc. Arch. f. Aug. u. O. Bd. 2, Abth. 2, p. 160. — WREDEN, Die Myringemykosis aspergill. etc., ibid. Bd. 3, Abth. 2, p. 56. — S. M. BURNETT, Otomyces purpur. Zeitschr. f. O. Bd. 11, p. 89. — SIEBENMANN, Neue botan. und klin. Beitr. z. Otomykose, Zeitschr. f. O. Bd. 19, p. 7. — BEZOLD, Vortr. im ärztl. Verein Münchens, 1880. — WAGENHAUSER, Befund d. Mucor corymbifer, Arch. f. O. Bd. 21, p. 270. — VALENTIN, Ein Fall von Soor d. Mittelohres, Arch. f. O. Bd. 26, p. 81. — LINDT, Ueber einen neuen pathogenen Schimmelpilz aus d. menschl. Gehörg., Arch. f. experim. Pathol. u. Pharmakol. Bd. 25, p. 257. — POLITZER, Die parasitäre Entzünd. d. äuss. Gehörg., Wien med. Wochenschr., 1882, No. 29. — Derselbe, Lehrbuch, 2. Aufl., p. 152. — BING, Ueber Bindegewebsstrangbildung mitten im Gehörg., Wien. med. Bl. 1870, No. 22 u. 23. — SCHUBERT, Bindegewebsbrücke im knöchernen Gange etc. Membranöser Verschluss d. Gehörg., Arch. f. O. Bd. 22, p. 53. — PURJESZ, Bild. einer Bindegewebsbrücke im äuss Gehörg., Wien. med. Wochenschr. 1887. No. 1. Ref. Zeitschr. f. O. Bd. 18. p. 88. — SEXTON, Häutiger Verschluss d. Gehörg. Amer. Journ. of Otol. Jan. 1882. — CHARLES ORR, Occlusion of the ext. meatus, Americ. Journ. of Otol., Vol. V. p. 45. Ref. Zeitschr. f. O. Bd. 11, p. 339. — ROTHHOLZ, Membranöser Verschluss d. äuss. Gehörg, Zeitschr. f. O. Bd. 15 p. 108. — CHEATHAM, Fall von Atresie d. Gehörg., ibid. p. 255. — Derselbe, Membranöser Verschl. des Gehörg. am Orificium ext., ibid. — MANDELSTAMM, Mehrjährige narbige Verwachsung eines Ohreinganges bei bestehender Otit. media supp., Mon. f O. 1885, No. 7. — BING, Ueber Warzen und Papillome am äuss Ohrtheile, Wien. med. Bl. 1885. — ROSSI, Papillome d. unt. knorpeligen Gehörgangswand. XIV. Anno di insegnamento di otoiatria, Roma 1886. — TODD, Gefässgeschwulst in d. Tiefe d. äuss. Gehörg., Amer. Journ. of otol., July 1882. Ref. Zeitschr. f. O. Bd. 12, p. 221. — SCHWARTZE, Pathol. Anat., p. 32. — HUCKEL, Zur Kenntniss d. Biolog. d. Mucor corymbifer. Beitr. z. pathol. Anatomie etc., von ZIEGLER

u. NAUWERCK, Jena 1884. — TOYNBEE. Diseases of the ear. deutsche Uebers. p. 118. — v. TRÖLTSCH, Lehrbuch, 1877, p. 504. — GRUBER, Lehrbuch, 2. Aufl., p. 372, 380, 385.

Affections de la membrane du tympan. — POLITZER, Zur pathol. Anat. d. Trommelfelltrübungen Oesterr. Zeitschr. f. prakt. Heilk. 1862, VIII, p. 43, 46, 51. — Derselbe, Beleuchtungsbilder des Trommelfells, Wien 1865. — Derselbe, Ueber Blasenbildung, etc. im Trommelf. Wien. med. Wochenschr. 1872. — Derselbe, Lehrbuch, 2 Aufl., p. 187 u. 192. — v. TROELTSCH. Wandern der Ekchymosen. Lehrb., 6. Aufl., p. 139. — Derselbe, Polypös entartetes Trommelf., ibid. p. 505. — BOECK, Ueber Abscesse im Trommelf., Arch. f. O., Bd. 2, p. 135. — SCHWARTZE, Abscesse im Trommelf., Lehrb. d. chir. Krankh., p. 120. — Derselbe, Tuberkel im Trommelf., ibid. p. 124. — LUCAE, Aragonitkrystalle in d. verdickten Epidermis des menschlichen Trommelf., Virch. Arch. Bd 36. Ref. Arch. f. O. Bd. 3, p. 252. — WEICHSELBAUM, Ueber eine von einer Otit. med. supp. ausgehende und durch d. Bacill. Friedl. bedangte Allgemeininfection, Mon. f. O. 1888, No. 8. — ZAUFAL, Prag. med. Wochenschr. 1888, No. 45. — NASSILOFF, Ueber eine neue Form v. Entz. d. Trommelf., Centralbl. f. d. med. Wissensch. 1867, No. 11. Ref. Arch. f. O. Bd. 4, p. 58. — KESSEL, Zur Myring. vill., A. f. O. Bd. 5, p. 250. — GRUBER, Ueb. e. eigenthüml. Randtrüb. am Trommelf. etc., Mon. f. O. 1878, No. 9. — Ders., Cholesteat. d. Trommelf., s. Lehrb. 2. Aufl., p. 387. — HABERMANN, Uber d. tuberk. Infect. d. Mittelohres, Zeitschr. f. Heilk. Bd. 6, p. 367. — Derselbe, Neue Beitr. z. pathol. Anat. d. Tuberkul. d. Gehörorg., ibid. Bd. 9, p. 131, 144. — WENDT, Ueber ein endotheliales Cholest. d. Trommelf. etc., Arch. f. Heilk. Bd. XV, p. 551. — HESSLER, Fall v. Tuberkelbild. im Trommelf. Arch. f. O. Bd. 17, p. 48. — KUEPPER, Sectionsbefunde. Arch. f. O. Bd. 11, p. 16. — BORBERG, Polyp mit eingewachsenem Hammergriff, Arch. f. O. Bd. 7. p. 55. — WENDT, Secund. Veränder. bes. der Schleimht. im. Mittelohre, Arch. f. Heilk. Jg. 14, p. 277 u. Desquamat. Entzünd. d. Mittelohrs, ibid. p. 440. — Moos, Ueb. ein traumat. wanderndes Hämatom d. Trommelf., Zeitschr. f. O. Bd. 8, p. 32. — Derselbe, Extirpation des Hammers, etc., ibid. p. 217. — Derselbe, Ueber die mechan. Vorgänge bei d. chron. eitr. Trommelfellentz. Tuberkulöser, ibid. Bd. 15, p. 271. — BUCK, Cavernöses Angiom am Hammergriff, Arch. f. Aug. und O. Bd. 2. Abth. I, p. 182. — MIOT, Tumeur du manche du marteau, Revue mens. 1886, N° 3. — Ref. Zeitschr. f. O. Bd. 46, p. 304. — EYSELL, Ist ein System gut entwickelt. Warzenzellen ein Schutz gegen Ruptur d. Trommelf., etc., Tagebl. d. 59. Vers. deutsch. Naturf. etc. zu Berlin. — BARATOUX, Les gommes du tympan, Bull. et mémoires de la Soc. franç. d'Otol. etc., Tome II, p. 176. Ref. Zeitschr. f. O. Bd. 15, p. 224. — WAGENHAEUSER, Bericht etc., Arch. f. O. Bd. 27, p. 162. — TREITEL, Die Rupturen d. Trommelf. Zeitschr. f. O. Bd. 19, p. 115. — C. HASSE. Ueber Gesichtsasymmetrien. Arch. f. Anat. und Phys. Jahrg. 1887, p. 119 ff. — STEINBRUGGE, s. "Kleine Mittheilungen", Deutsche med. Wochenschr. 1888, No 9. — BEZOLD, Ueber die

Erkrank. d. Gehörorg. bei Ileotyphus, Arch. f. O. Bd. 21, p. 1.
— HABERMANN, Zur Pathogenese der eitr. Mittelohrentzünd.,
Arch. f. O. Bd. 28, p. 219. — RUMLER. Ueber Regeneration
und Narbenbild. d. Trommelf., ibid. Bd. 30, p. 142. — GRU-
BER, Lehrb., 2. Aufl., p. 367. — HABERMANN, Ein Fall von
Knochennenbild. im Trommelf., Prag. med. Wochenschr.
1890, No. 39.

Affections de la caisse. — MEISSNER, Ueber Polypen d.
äuss. Gehörg., Zeitschr. f. rat. Med. 1853, Neue Folge, Bd. 3.
— BILLROTH, Ueber den Bau der Schleimpolypen, Berlin 1855.
V. TRÖLTSCH, Virch. Arch. Bd. 17, p. 40. — KESSEL, Ueber
Ohrpolypen, Arch. f. O., Bd. 4, p. 167. — STEUDENER, Bei-
träge, etc., Arch. f. O. Bd. 4. p. 199. — LUCAE, Virch. Arch.
Bd. 29, p. 39. — KLOTZ, Ueber Ohrpolypen, Hagen's Beitr. z.
Ohrenheilk. 1868, 4, p. 11. — MOOS u. STEINBRÜGGE, Histol.
und klin. Bericht über 100 Fälle von Ohrpolypen, Ztschr. f. O.
Bd. 12, p. 1. — WAGENHAUSER, Zur Histologie d. Ohrpolypen,
Ztschr. f. O. Bd. 20, p. 250. — WEYDNER, Ueber d. Bau d.
Ohrpol., Zeitschr. f. O. Bd. 14, p. 6. — BREMER, Ueber
Ohrpol., Diss. inaug., Bonn. 1885. — CARDONE, Polipo gi-
gante della casa d. timpano, etc., Arch. internation. di otoja-
tria, etc., 1885, Fasc. III. — KUHN, Granulom mit Haaren,
Tagebl. d. 58. Vers. d. Naturf. und Aerzte in Strassburg. —
BOCKELMANN, Ueber Ohrpol., Diss. inaug., Würzburg 1887. —
KIESSELBACH, Zur pathol. Anat. d. Ohrpol., Deutsches Arch.
f. klin. Med. Bd. 42, p. 175. — Derselbe, Beitrag z. Histolog.
d. Ohrpol., Mon. f. O. 1887, No. 4. — KLINGEL, Beitr. 3 Histologie d'Ohrpol., Zeitschr. f. O. Bd. 21, p. 53. Ausführlichere
Literaturangaben s. bei MEISSNER u. KESSEL.

SCHWARTZE, Fall von Bluterguss in die Trommelhöhle bei
Morb. Bright., Arch. f. O. Bd. 4, p. 12. — TRAUTMANN, Die
embolischen Erkrank. d. Gehörorganes, ibid. Bd. 14, p. 73. —
MOOS, Plötzl. Bluterguss in d. r. Trommelh. in Verlaufe von
Angin. diphth., Arch. f. Aug. u. O. Bd. 1, Abth. 2, p. 82. —
BÜRKNER, Congestive Zustände d. Ohren während der Schwan-
gerschaft, Arch. f. O. Bd. 15, p. 221. — RAYNAUD, De l'otite
diabétique, Ann. des mal. de l'oreille, 1881, p. 63. — BULLEL,
Otitis med. haemorrhag., Lancet 1887, June 4. Ref. Centralbl.
f. d. med. Wissensch. 1887, No. 47. — Mc BRIDE, Otitis hä-
morrhag., Zeitschr. f. O. Bd. 15 p. 296. — DIEULAFOY, Des
troubles auditifs de la mal. de Bright, Gaz. hebdom. 1878,
No 4. Ref. Zeitsch. f. O. Bd. 8, p. 85. — GUROVITSCH, Zur
Frage d. Ohrsympt. bei Bright'scher Krankh., Berl. med.
Wochenschr. 1880, No. 42. — GRADENIGO, Das Gehörorgan bei
d. Leukämie, Arch. f. O. Bd. 23, p. 242. — NETTER, Recherches
bactériol. sur les otites moyennes aiguës, Ann. des mal. de
l'oreille etc., 1888, No. 10. Ref. Hirsch's Jahrb. 1888, p. 594.
— WEICHSELBAUM (Bacill. pneumon. Friedländer), Mon. f. O.
1888, No. 8 und 9. — ZAUFAL, Mikroorganismen im Sekrete
d. Otit. med. acuta, Prager med. Wochenschr. 1887, No. 27.—
Derselbe, ibid. 1888, No. 8, 11, 25, 21, 41. Derselbe, ibid. 1889,

No. 7, 8, 9, 11, 12, 15, 38. — Moos, Zur bakteriellen Diagnostik u. Prognost. d. Mittelohreiterungen Deutsche med. Wochenschr. 1888, No. 44. — Scheibe, Mikroorganismen bei acuten Mittelohrerkr., Ztschr. f. O. Bd. 19, p. 293. — Habermann, Zur Pathogenese d. eitr. Mittelohrentz. Arch. f. O. Bd. 28, p. 219. — Rohrer, Ueber die Pathogenität d. Bakterien etc., Deutsche med. Wochenschr. 1888, No. 44. — Levy, Vortr. im naturwissensch. Verein zu Strasburg, d. 31. Mai 1889. Ref. Deutsche med. Wochenschr. 1889, No. 34.

Wendt, Polypöse Hypertrophie d. Schleimhaut d. Mittelohres, Arch. f. Heilk. 1873, p. 262. — Derselbe, Cysten in der Trommelhöhlenschleimh., ibid., p. 270 u. 287. — Derselbe, Desquamative Entzünd. d. Mittelohres, ibid. p. 428. — v. Tröltsch, Anatom. Beiträge zur Lehre von d. Ohreneiterung, Arch. f. O. Bd. 4, p. 97. — Schwartze, Beitr. z. Pathologie und pathol. Anatom. d. O., ibid. Bd. 4, p. 285 ff. — Politzer, Zur pathol. Histologie d. Mittelohrauskleid., ibid. Bd. 11, p. 11. — Derselbe (Bindegewebshörperch.), Lehrb., 2. Aufl. p. 29 u. Wien. med. Wochenschr. 1869. Nov. 20. — Derselbe, Cystenbild. in der Trmlh.-Schleimh. Lehrb., 2. Aufl., p. 289. — Kessel (Bindegewebskörperchen), Ctrlbl. f. d. med. Wissensch. 1869, No. 57 und Arch. f. O. Bd. 5, p. 254. — Moos und Steinbrügge, Cystenbefund in d. Trommelhöhlenschleimh., Zeitschr. f. O. Bd. 14, p. 200. — Schwartze (Hyperämie d. Labyrinthwand bei Synostose d. Steigbügels), Arch. f. O. Bd. 5, p. 267. — Derselbe (Atrophie d. Paukenhöhlen-Schleimhaut bei Sklerose), Lehrb. d. chir. Krankh. etc., p. 164. — Gruber (Veränderungen des Knochens bei Sklerose), Lehrbuch, 2. Aufl., p. 409. — Gradenigo, Contribution à l'anatom. patholog. etc., de l'otite scléreusa, Ann. des mal. de l'oreille, etc., 1888, Déc. — Derselbe, Sulla patogenesi della otite sclerosante etc., Rivista Venet. 1887, 7. Ref. Deutsche Med. Zeit. 1888, No. 76. — Lucae, Ankylose des Steigbügels etc., Arch. f. O. Bd. 2, p. 84. — Walb, Ueber Fistelöffnungen am oberen Pole d. Trommelfells, ibid. Bd. 26, p. 185. — Hartmann, Ueber Veränderungen in d. Paukenh. bei Perforation d. Shrapnell. Membr. Deutsche med. Wochenschr. 1888, No. 45.

Toynbee, Transactions of the patholog. society, Vol. 17, p. 274 (cit. nach Schwartze). — Hinton, ibid. p. 275. — Toynbee, Krankh. des Gehörorg., Deutsche Uebers. p. 118. — Virchow, Virch. Arch. Bd. 8, p. 371. — Gruber, Allgem. Wien. med. Zeit. 1862, 31. — Förster, Würzburg. med. Zeitschr. 1862, p. 196. — Fischer, Annalem d. Charité-Krankenhauses zu Berlin, 1865, Bd. 13. Heft. 1. Ref. Arch. f. O., Bd. 2, p. 232. — Alter, Seltener Ausgang einer Ohrenerkrank. etc., Allgem. militäräzrtl. Zeit. 1865, No. 29. Ref. Arch. f. O. Bd. 2, p. 310. — Köppe, Erweiterung der Paukenhöhle, etc., Arch. f. O. Bd. 2, p. 181. — v. Tröltsch, Partielle Cholesteatombildung am Dache d. Paukenh., Arch. f. O. Bd. 4, p. 97 ff. — Buhl, Bayr. ärztl. Intelligenzbl. 1869, No. 33. Ref. Arch. f. O. Bd. 6, p. 157. — Schwartze (Cholesteatombildungen), Arch. f. O. Bd. 7, p. 304. — Derselbe, ibid. Bd. 11, p. 146. — Derselbe,

Lehrbuch der chir. Krankh. etc., p. 221 u. 328. — Lucae, Verhandl. d. Berl. med. Gesellsch., Sitz. vom 26. Febr. 1873. Ref. Arch. f. O. Bd. 2, p. 305. — Derselbe, Beiträge zur Kenntniss d. Perlgeschwülste d. Felsenbeins, Arch. f. O. Bd. 7, p. 255. — Kirk Dunkanson, Fall von Cholest. d. Ohres, Edinb. med. Journ. 1877. Ref. Arch. f. O. Bd. 13, p. 278. — Moos, Seltene angeborene und erworbene Veränderungen d. Gehörorg. b. einem Taubst., Archiv. f. Aug. und O. Bd. 2, Abth. 1, p. 98. — Derselbe, Sectionsergebnisse, ibid. Bd. 3, Abth. 1, p. 99. — Derselbe, ibid. Bd. 7, p. 215. — Derselbe, Fälle von schwerer Erkrank. d. Warzenforts., Zeitschr. f. O. Bd. 8, p. 142. — Derselbe, Cholest. d. Warzenforts. etc., ibid. Bd. 11, p. 233. — Prahl, Ueber d. Perlgeschwülste etc., Diss. inaug., Berlin, 1867. — Hessler, Fäll von Cholesteat. aus Schwartze's Klinik, Arch. f. O. Bd. 17, p. 43. — Ch. J. Kipp, Fall v. Perlgeschwülsten etc., Arch. f. Aug. und O. Bd. 4, Abth. 1, p. 162. — Küpper, Sectionsbefunde, Arch. f. O. Bd. 11, p. 18 und 22. — Koll, Zwei Fälle von Cholest d. äuss Gehörg., ibid. Bd. 25, p. 78. — Steinbrügge, Cholest. d. r. Schläfenbeins etc., Zeitschr. f. O. Bd. 8, p. 224. — Derselbe, Cholest. d. l. Schläfenbeins, ibid. Bd. 9, p. 137. — Katz, Zur Casuistik d. Cholesteat. d. Schläfenbeins, Berl. klin. Wochenschr. 1881, No. 12. — Derselbe, Fall von Cholest d. Schläfenbeins, ibid. 1883, No. 3. — Orne Green, Desquamative Entzündung des Ohres, Boston Med. and surgic. Journ. 1881 July 21. — Politzer (Cholesteatombildung), Lehrbuch, 2, Aufl., p. 317. — Wagenhäuser, Beitr. zur Pathologie und pathologischen Anatomie des Ohres, Arch. f. O. Bd. 26, p. 4. — Kuhn, Zur Cholesteatomfrage, ibid. Bd. 26, p. 63. — Voltolini, Otitis med. etc., Mon. f. O. 1887, No. 2. — Mannheimer, Ueber Cholest. d. Ohres, Diss. inaugur. Würzburg 1887. — Habermann, Zur Entstehung des Cholest. d. Mittelohres etc., Arch. f. O. Bd. 27, p. 43. — Küster, Ueber die Grundsätze etc., Deutsche med. Wochenschr. 1889, No. 11-13. — Mikulicz, Beitrag z. Casuistik d. Dermoide am Kopfe, Wien. med. Wochenschr. 1876. — Bezold, Erkrankungen d. Warzentheils, Arch. f. O. Bd. 13, p. 27 ff. — Derselbe, Cholesteatom, Perforation d. Membr. flacc. Shrapn. u. Tubenverschluss, Zeitschr. f. O. Bd. 20, p. 5. — Hummel, Capacitätsbestimmungen d. Gehörg., Arch. f. O. Bd. 24, p. 274. — Schwartze (Hineinwachsein d. Epidermis, Heilung bedingend), Pathol. Anat. d. O. p. 79. — Moos und Steinbrügge, Ueber die Bildung einer Neomembran etc., Zeitschr. f. O. Bd. 11, p. 136. — Dieselben, Ueber die histol. Veränderungen etc., ibid. Bd. 10, p. 87. — Habermann, Neuer Beitr. z. Lehre von d. Entstehung d. Cholest. d. Mittelohres, Vorgetragen auf der 62. Vers. deutscher Aerzte und Naturf. zu Heidelberg, Zeitschr. f. Heilk. Bd. XI, p. 89. — Bordoni-Uffreduzzi und Gradenigo, Ueber die Aetiol. d. Otitis med., Centralblatt f. Bakteriologie und Parasitenkunde, Bd. 7, No. 17, 18, 22.

Affections de la trompe d'Eustache. — Habermann, Neue Beitr. z. pathol. Anat. d. Tuberkulose d. Gehörorg. (Fall. 7), Zeitschr. f. Heilk. Bd. 9, p. 141. — Wendt, Arch.

f. Heilk. Bd. 11, p. 261. — Derselbe, Verhalten d. Gehörorg.
bei Variola, ibid. Bd. 13, p. 118 ff., 414 ff. — WREDEN, Mon.
f. O. 1868, No. 8. — KUPFER, Sectionsbefunde, Arch. f. O.
Bd. 11, p. 20. — BURCKHARDT-MERIAN, Ueber den Scharlach.
etc., Samml. klin. Vortr. von VOLKMANN, No. 182. — HIRSCH,
Diphther. Entzünd. d. Paukenhöhlenschleimh., Zeitschr. f. O.
Bd. 19, p. 101. — E. FRÄNKEL, Z. Lehre von d. Erkrank. d.
Nasenrachenraumes etc , ibid. Bd. 10, p. 113. — SCHWARTZE,
Pathol. Anat. p. 104. — MOOS, Beitr. z. normalen und pathol.
Anat. und zur Physiol. d. Eust. Tube, Wiesbaden 1874. —
Derselbe, Histol. Veränderungen d. Eust. Röhre, Arch. f. Aug.
u. O. Bd. 5, p. 441. — TOYNBEE, Krankheiten des Gehörorg.,
Deutsche Uebers, p. 220. — Derselbe, ibid. p. 221. — TRÖLTSCH,
Arch. f. O. Bd. 4, p. 111. — SCHWARTZE, ibid. Bd 9, p. 235.—
URBANTSCHITSCH, Lehrb., p. 164. — GRUBER, Lehrb., 2. Aufl.,
p. 545. — OTTO, Seltene Beobachtungen etc., Breslau 1816
(cit. nach SCHWARTZE). — LINDENBAUM, Arch. f. O. Bd. 1, p.
295. — VIRCHOW's Arch. Bd. 15, p. 313. — GRUBER, Lehrb., 2.
Aufl., p. 543. — SCHWARTZE, Patholog. Anat. p. 106. —
KIRCHNER, Ueber Divertikelbild. in der Tub. Eustachii des
Menschen. Würzburger Festschr. f. A. v. KÖLLIKER, Leipzig
1887. — Moos u. STEINBRÜGGE, Zeitschr. f. O. Bd. 14, p. 204.—
Dieselben, ibid. Bd. 13, p. 259. — URBANTSCHITSCH, Lehrbuch,
p. 171.

Carie et nécrose du temporal. — TOYNBEE, Ueber
Nekrose der Schnecke und des Vorhofs, Arch. f. O. Bd. 1, p.
112.—AGNEW. Nekrose des Labyrinths, Med. Times, Vol. VI, No.
16. — SHAW, Transact. of the Pathol. Soc. of London, Vol. 7
(nach TOYNBEE). — E. BÖTERS, Ueber Nekrose des Gehörlaby-
rinths. Diss. inaug., Halle 1875. Ref. Arch, f O. Bd. 10, p. 256.
— BUCK, Die Krankheiten des Warzenfortsatzes, Arch. f. Aug.
O. Bd. 3, Abth. 2, p. 1. — PYE, An account of a specimen
consisting of the whole labyrinth etc., Brit. med. Journ. 1885,
Jnne 13. — SCHWARTZE, Beitr. zur Pathologie und patholog.
Anatomie des Ohres, Arch. f. O. Bd. 2, p. 279, und Bd. 4, p. 235.
— Derselbe, Zur chirurgischen Eröffnung des Warzenfortsatzes.
Fall 33, ibid. Bd. 12, p. 155. — PARREIDT. Nekrotische Aus-
stossung der Schnecke (nach. SCHWARTZE), ibid. Bd. 9, p. 238.—
BOECK, ibid. p. 239. — CASSELS, ibid., p. 240. — DENNERT,
Nekrose der Schnecke, ibid. Bd. 10, p. 231. — LUCAE, Ueber
Ausstossung der nekrot Schnecke etc., ibid. Bd. 10, p. 236. —
JACOBY, Casuist. Beitr., Fall 20, ibid. Bd. 29, p. 11. — MOOS,
Zwei tödtlich verlaufene Fälle von Ohrenleiden, Virchow's
Archiv, Bd. 36, p. 501. —Derselbe, Chronisch-eitrige Entzün-
dung der Trommelhöhle. Caries etc., Arch. f. Aug. u. O. Bd.
3. Abth. 1, p. 84 u. 91. — Derselbe, 4 Fälle von schwerer
Erkrankung des Warzenfortsatzes, Zeitschr. f. O. Bd. 8, p. 136.
Derselbe, Nekrotische Ausstossung eines knöchernen Halbzir-
kelcanales etc., ibid. Bd. 11, p. 235. — Derselbe, Ueber lacu-
näre Caries des Hammergriffs, Comptes rend. d. 3. internat.
otiatr. Congr. zu Basel, p. 128. — Moos und STEINBRÜGGE,
Ueber d. histologischen Veränderungen b. Caries d. Felsenbeins

etc., Zeitschr. f. O. Bd. 11, p. 87. — Dieselben, Ein Fall von Caries d. Felsenbeins mit Facialislähmung u. tödtlicher Carotisblut, ibid. Bd. 13, p. 145. — Kirchner, Ueber Caries des Schläfenbeins, Sitzungsbericht der phys.-möd. Gesellsch. zu Würzburg, 1885, No. 6. — Gruber, Fall von Ausstossung des die oberen zwei Windungen enthalt. nekrot. Schneckengehäuses, Mon. f. O. 1885, No. 8. — Ders., Ausstossung beider Schnecken, Lehrbuch. 2. Aufl. p. 498. — Hartmann, Ueb. Sequesterbildung im Warzentheile des Kindes, Arch. f. Aug. u. O. Bd. 7, p. 485. — Derselbe, Ueber Sklerose des Warzenfortsatzes, Zeitschr. f. O. Bd. 8, p. 18. — Derselbe, Nekrose der Schnecke, ibid. Bd. 17, p. 109. — Buck, Sklerosirende Ostitis des Proc. mastoid., Med. Record 1883, März 10. Ref Zeitschr. f. O. Bd. 13, p. 82. — Bezold, Erkrankungen des Warzentheils, Arch. f. O. Bd. 13, p. 26. — Derselbe, Ein neuer Weg für Ausbreitung eitr. Entzündung aus den Räumen d. Mittelohres auf die Nachbarschaft etc., Deutsche med Wochenschr. 1881, Nr. 28. — Derselbe, Labyrinthnekrose und Paralyse des N. facialis, Zeitschr. f. O. Bd. 16, p. 119 (enthält ausführliche Literaturangaben über Schneckennekrose). — Michael, Otitis med. purul mit Nekrose der inneren Paukenhöhlenwand u. des Warzenfortsatzes, ibid. Bd. 8, p. 300. — Hessler, Ueber Arrosion d. A. carotis int in Folge von Felsenbeincaries, Arch. f. O. Bd. 18, p. 1. — Kipp, 4 Fälle von intracraniellen Krankheiten in Folge von chronisch-eitriger Mittelohr-Entzündung, Zeitschr. f. O. Bd. 8, p. 275. — Keller, Ein weiterer Beitrag z. Schläfenbeinnekrose, Berl. klin, Wochenschr. 1880. No. 44. — S. Pollak (St. Louis), Nekrose und Ausstossung fast des ganzen knochernen Gehorapparates, Zeitschr. f. O. Bd. 11, p. 100. — Oliver Moore, Acute Exacerbation, etc. Ausgang in Nekrose d. Schläfen, Hinterhaupt- und Parietalbeines etc., ibid. Bd. 11, p. 254. — Shell, Three cases of mastoid disease etc., Americ. Journ. of otol. Vol. 3, p. 201. — Sutphen, Zwei Fälle von Caries d. Schläfenbeins etc.. Zeitschr. f. O. Bd. 13, p 295. — Hedinger, Beitr. z. Pathologie und patholog. Anatomie des Ohres, Zeitschr. f. O. Bd. 14, p. 47. — Knapp, Drei schwere Falle von Erkrank. d. Warzenforts., ibid. Bd. 13, p. 38. — Tilden Brown, Ein Fall von Abscedirung des Warzenfortsatzes, ibid. p. 51. — C. Williams, Fall von primarer Periostitis des Warzenforsatzes, ibid. p. 291. — Knapp, Prim. acute Periostitis beider Proc. mast., Bericht d. 1. Congr. d. internat. otol. Gesellschaft, Sept. 1876. Ref. Arch. f. O. Bd. 12, p. 311.— Hotz, Ein Abscess der Postauriculargegend ohne Erkrank d. Mittelohres, Zeitschr. f. O. Bd 9, p. 364. — Sutphen, Ruptur der Carotis int. in Folge von Nekrose d. Schläfenb, ibid. Bd. 17, p. 286. — Kirchner, Ueber Ohrenkrankheiten bei Diabetes mellit. Mon. f. O. 1884, No. 12. — Derselbe, Ueber Knochenfisteln am Warzenfortsatz, Virchow's Arch. Bd. 91.—A. Wolf, Ueber Caries und Nekrose und des Labyrinths, Diss. inaug., Würzburg 1887. — Jacoby, Zur Casuistik d. primär. und secund. Periostitis und Ostitis d. Proc. mast., Arch. f. O. Bd. 15, p. 286. — Wanscher, Einige Fälle von Resection des Warzenfortsatzes etc., Hosp. Tid. 1884, No. 4 u. 5. Ref. Arch. f. O. Bd. 21, p. 180. — Barr, A case of separation by necrosis of the oss. labyrinth etc., Lancet 1887, I, p. 211. — J. Roosa u. Emerson, Fall von Panotitis, gefolgt von Nekrose und Ausstossung des ganzen Felsentheiles etc., Zeitschr. f. O. Bd. 16, p. 260. — Christinneck, Nekrose der Schnecke, Bericht etc., Arch. f. O. Bd. 18, p. 293. — Kretschmann, Zwei Fälle von Nekrose der Schnecke, Bericht etc., ibid. Bd. 23, p. 230. — Trautmann, Nekrose d. Schnecke, Bericht über d. Berliner Naturf.-Versamml. ibid. Bd. 24 p. 88. — Wagenhäuser, Nekrot. Ausstoss. eines Theiles d. r. Schnecke, Bericht etc., ibid. Bd. 27, p. 168. — Orne Green, A case of abscess of th cerebellum from ear disease, Bost. med. and surg. Journ. 1888, May 31. Ref. Centralbl. f. d. med. Wissensch. 1888, No. 40. — Todd, Nekrose des r. Labyrinths etc., Transact. of the americ otol. soc. 17. annual meet., Vol. 3, p. 3, Ref. Arch. f. O. Bd. 22, p. 271. — Gottstein, Nekrot. Ausstossung fast des ganzen Schläfenbeins mit günst. Ausg., Arch. f. O. Bd. 16, p. 51. — Orne Green, Some of the less common forms of mast. disease Boston med. and surg. Journ. 1886, No. 15. — Politzer (Arrosion d. Carot. int.), Bericht über die 8. Vers. süddd. u. Schweizer Ohrenärzte, Arch. f. O. Bd. 25, p. 99. — O. Wolf, Mittheil über d. nekrot. Exfoliation d. Gehörknöchelchen, Zeitschr. f. O. Bd. 10, p. 236. — O. Bujwid, Centralbl. f. Bakteriol. 1888, Bd. 4, No. 19. — Korner, Zur Kenntniss der bei Felsenbeincaries auftretenden intrakraniellen Erkrankung etc. (Bevorzugung der rechten Seite wegen tieferen Eindringens ded r. Fossa sigmoid. in die Felsenbeinbasis), Arch. f. O. Bd. 27, p. 126. — Derselbe, Statistische Beitr. z. Kenntniss d. otit. Hirnabscesses, ibid. Bd. 29, p. 15. — Derselbe, Ein Fall von diabetischer primärer Otitis d. Warzenforts etc., ibid, p. 61. — Köppe, Blutungen aus d. Sin. transvers. etc., ibid. Bd. 2, p. 181. — Habermann, Neue Beiträge z pathol. Anatomie, Zeitschr. f. Heilk. Bd. 9, p. 131. — Knapp, Aufmeisseln d. Warzenforts, etc., Zeitschr. f. O. Bd. 11, p. 221. — Hoffmann, Zur Pathologie und Therapie, d. Pachymeningitis ext. purulenta, Deutsche Zeitschr. f. Chir. Bd. 28, p. 458. — J. Gruber, Exfoliation fast d. ganzen Warzentheils etc., Mon. f. O. 1879, No. 10. — Kuhn, Ueber Erkrank. d. Ohres bei Diabetikern, Arch. f. O. Bd. 29, p. 29. — Schwartze (Schmerz lose Sequestrirungen bei Tuberkulösen), Lehrbuch der chir. Krankh. p. 392 u. 393. — Derselbe (Caries der Gehörknöchelchen), Pathol. Anat. d. O. p. 88. — Stepanow, Zur Frage über die Function der Cochlea, Mon. f. O. 1886, No. 4. — J. Gruber, Labyrinthnekrose (Fall Stikler), Lehrbuch, 2 Aufl., p. 501. — Kaufmann, Ueber partielles Hörvermögen nach Labyrinthnekrose, Prag. med. Wochenschr. 1885, No. 49 (cit. nach Hartmann). — Thies, Zwei Fälle von Nekrose der Schnecke, Arch. f. O. Bd. 30, p. 185,

Modifications pathologiques des fibres du nerf auditif. — Politzer, Ueber Läsion des Labyrinths, Arch. f. O. Bd. 2, p. 88. — Moos, Vier Schussverletzungen des Ohres, Arch. f. Aug. u. O. Bd. 2, Heft 1, p. 119. — Derselbe, Doppelseitige Labyrinthaffection, etc., Zeitschr. f. O. Bd. 13, p. 150. —

Moos, Ueber die histologischen Veränderungen des Labyrinths bei der hämorrhagischen Pachymeningitis, Zeitschr. f. O. Bd. 9, p. 97. — Moos und STEINBRÜGGE, Fernere Beobachtungen etc., ibid. Bd 10, p. 102. — KIRCHNER, Ueber die Einwirkung von Chinin und Salicylsäure auf das Gehörorgan, Berl. klin. Wochenschr. 1881, No. 49. — KUNDRAT, Demonstration eines vollständig verknöcherten Labyrinths, Wien. med. Pr. 1886, No. 17. Ref. Zeitschr. f. O. Bd. 16, p. 311. — Moos und STEINBRÜGGE, Ueber eine eigenthümliche Modification des Knochengewebes in der Pyramide des Falsenbeins, Zeitschr. f. O. Bd. 9, p. 132. — LUCAE, Ueber Hämorrhagie und hämorrhagische Entzündung des kindlichen Ohrlabyrinths, Virchow's Archiv. Bd. 88, Heft 3. — LICHTHEIM, Ueber pathogene Mucorineen, etc., Zeitschr. f. klin. Med. 1884, Bd. 7, p. 141. — MERKEL, Baier. ärztl. Intelligenzbl. 1865, No. 13 (cit. nach Moos). — HELLER, Zur anatomischen Begründung der Gehörstörungen bei der Meningitis cerebrospinalis, Deutsches Arch. f. klin. Med. Bd. III, p. 482. — LUCAE, Eitrige Entzündung des inneren Ohres bei Meningitis cerebrospinal., Arch. f. O. Bd. 5, p. 188. — KNAPP, Transact. of the americ. otol. soc., 6. annual meet. Boston 1873. Ref. Arch. f. O. Bd. 8, p. 300. — HABERMANN, Zur Kenntniss der Otitis int., Zeitschr. f. Heilk. Bd. 7, p. 27. — STEINBRÜGGE, Sectionsbericht, etc., Zeitschr. f. O. Bd. 15, p. 281. — Derselbe, Labyrintherkrankung während einer Cerebrospinalmeningitis, ibid. Bd. 16, p. 220. — Derselbe, Sectionsbericht, etc., ibid. Bd. 19, p. 157. — HABERMANN, Ueb. Nervenatrophie im inneren Ohre, Zeitschr. f. Heilk. Bd. 10, p. 376. — F. SCHULTZE, Taubstummheit und Meningitis, Virchow's Arch. Bd. 119, Heft. 1. — Moos, Sectionsergebnisse; etc., Arch. f. Aug. u. O. Bd. 3, Heft. p. 1, 79. — POLITZER, Congrès périodique internat. à Milan, Comptes rend. p. 7. Lehrbuch, 2. Aufl., p., 496. — Moos, Untersuchungen über Pilzinvasion des Labyrinth etc., Zeitschr. f. O. Bd. 17, p. 1. — Derselbe, Entzündung d. Labyrinths bei Scharlach, Arch. f. Aug. u. O. Bd. 5, p. 242. — Moos und STEINBRUEGGE, Histologische Befunde etc., Zeitschr., f. O. Bd. 12, p. 229. — MARIAN, Bericht etc. Arch. f. O. Bd. 20. p. 19. — HIRSCH, Diphtheritische Entzündung der Paukenhöhlenschleimhaut, Zeitschr. f. O. Bd. 19, p. 101. — LORING. A case of death from croupous inflammat. etc., Americ. Journ. of Otol. Vol. 3, p. 126. — KATZ, Vortrag im Verein für innere Medicin, Juni 25, 1889. Berliner klin. Wochenschr. 1889, No 28. — STOCQUART, Recherches d'anatomie pathologique etc., Arch. f. O. Bd. 22, p. 45. — TOBEITZ, Die Morbillen etc., Archiv für Kinderheilk. Bd. 8, p. 321. — BLAU, Die Erkrankungen des Gehörorganes bei Masern, Arch. f. O. Bd. 27, p. 139. — WAGENHAUSER, Bericht etc., Arch. f. O. Bd. 27, p. 166. — Moos, Untersuchungen über Pilzinvasion des Labyrinths im Gefolge von Masern, Zeitschr. f. O. Bd. 18 p. 97. — ZEISSL, Ueber constitutionelle Syphilis, Erlangen 1884. — SCHWARTZE, Beiträge zur Pathologie und pathologischen Anatomie des Ohres, Arch. f. O. Bd. p. 4, 251. — Moos, Ueber pathologische Befunde im Ohrlabyrinth bei secundärer Syphilis etc., Virchow's Arch. Bd. 69,

p. 313. — Derselbe, Secundäre Syphilis. Völlige Taubheit etc., Arch. f. Aug. u. O. Bd. 3, Heft. 1, p 95. — SCHWARTZE, Pathol. Anatomie, p. 121. — GRADENIGO, Zur Lehre der primären Otitis int., Arch. f. O. Bd. 25, p. 46 u. 237. — POLITZER, Lehrbuch, 2. Aufl., p. 501. — Moos und STEINBRUGGE, Ueber die histologischen Veränderungen etc., Zeitschr. f. O. Bd. 14, p. 200. — Dieselben, Untersuchungsergebnisse von 6 Felsenbeinen dreier Taubstummen, Zeitschr. f. O. Bd. 15, p. 87. — Missbildung der Ohrmuscheln etc., Zeitschr. f. O. Bd. 17, p. 272. — KIRCHNER, Syphilis der Paukenhœhle, Arch. f. O. Bd. 28, p. 172. — E. FRÄNKEL, Anatomisches und Klinisches etc., Zeitschrift f. O. Bd. 10, p. 113. — MOLDENHAUER, Zur Statistik der Erkrankungen des Hörorgans in Folge von Lungentuberkulose. Mon. f. O. 1885, No. 7. — SCHWARTZE, Lehrb. d. chir. Krankheiten des Ohres, p. 171. — ESCHLE, Deutsche med. Wochenschr. 1883, No. 30. — VOLTOLINI, ibid., 1884, No. 2. Ref. Mon. f. O. 1884, No. 2. — NATHAN, Ueber das Vorkommen von Tuberkel Bacillen bei Otorrh., Deutsches Arch. f. klin. Med. Bd. 35, Heft 5. Ref. Arch. f. O. Bd. 22, p. 173. — GESSLER, Deutsche med. Wochenschr. 1883, No 34. — KANZLER, Berl. med. Wochenschr. 1884, No. 2 und 3 (53 und 54 citirt nach GOTTSTEIN). — J. GOTTSTEIN, Vorkommen der Tuberkelbacillen bei Otorrhoe, etc., Zeitschr. f. O. Bd. 13, p. 202. — HABERMANN, Ueber die tuberkulöse Infection des Mittelohres, Zeitschr. f. Heilk. Bd. 6, p. 367. — Derselbe, Neue Beiträge, etc., ibid. Bd. 6, p. 131. — Vgl. SCHWARTZE, Lehrbuch der chirurg. Krankh. d. O. p. 373. — Moos, und STEINBRÜGGE, Fortpflanzung einer nicht eitrigen Mittelohrentzündung auf d. perilymphatischen Räume d. Labyrinths, Zeitschr. f. O. Bd. 13, p. 149. — ZAUFAL, Beitrag zur pathologischen Anatomie des Gehörorg. Arch. f. O. Bd. 2, p. 174. — POLITZER, Pathologische Veränd. im Labyrinth bei leukämischer Taubheit, Congr. zu Basel, Comptes rendus, p. 139, Lehrbuch, 2. Aufl., p. 500. — GRADENIGO, Das Gehörorgan bei Leukämie. Arch. f. O. Bd. 23. p 242. — Steinbrugge Labyrintherkrank in einem Falle von Leukämie. Zeitschr. f. O. Bd. 16. p. 238. — Derselbe, Vortrag gehalten in der otiatr. Section, d. 62. Naturforscher-Versammlung zu Heidelberg. — POLITZER, Lehrbuch, 2. Aufl, p. 506. — HABERMANN, Vortrag im Verein deutscher Aerzte in Prag am 1. Juli 1887. Zeitschr f. Heik. Bd. 8, 356 und Prag. med. Wochenschr. 1887. No 27. — LUCAE, Gute Perception der tieferen musikal. Tone etc., Arch. f. O. Bd 15, p. 273 ff. — Moos und STEINBRÜGGE, Ueber Nervenatrophie in der ersten Schneckenwindung, Zeitschr. f. O. Bd. 10. p. 1. — HABERMANN, Ueber Nervenatrophie im inneren Ohr, Zeitschr. f. Heilk. Bd. 10, p. 368. — Derselbe, Vortrag. gehalten in der otiatr. Section der 62. Naturf.-Vers. zu Heidelberg. — BÖTTCHER, Ueber Concretionem aus phosphor. Kalk, Virchow's Arch. Bd. 12, p. 104. — Moos, Sectionsergebnisse, Arch. f. Aug. u. O. Bd. 3, Heft 1, p. 92. — Derselbe, Ueber das Vorkommen und die Bedeutung phosphor. Kalkkonkremente im Stamme der Hörnerven, Arch. f. Psychiatrie, Bd. 9, Heft 1. — GRUBER, Lehrbuch, 2. Aufl., p. 620. — VOLTOLINI, Sectionen Schwerhöriger, Virchow's Arch. Bd. 22, p. 114.

—Meissner, Zeitschr. f. rat. Med. N. F. III, 3, 1853. —Förster, Atlas d. pathol. Histologie, 1856, Taf. 18. — Moos, Ein weiterer Fall von fettiger Metamorphose des Corti'schen Organs etc., Arch. f. Aug. u. O. Bd 4, Heft 1, p. 193. — Derselbe, Ueber hist. Veränderungen d. Labyrinths bei gew. Infectionskrankheiten, Arch. f. Aug. und O. Bd. 5, p. 221. — Moos und Steinbrügge, Ueber acute Degeneration d. Hörnerven etc., Zeitschr. f. O. Bd. 11, p. 287. — Dieselben, Ueber secund. Labyrinthveränderungen im Gefolge chronisch eitriger Mittelohrentzünd., ibid. Bd. 12, p. 93. — Dieselben, Entwicklungsstörungen u. rachit Veränder. im Gehörorg. etc., ibid. Bd. 11, p. 40. — Dieselben, Untersuchungsergebnisse von 4 Felsenbeinen zweier Taubst. ibid. Bd. 13, p. 255. — Moos, Histol. und bakterielle Untersuch. über Mittelohrerkrank. bei den verschied. Formen d. Diphtherie, ibid. Bd. 20, p. 207. — Habermann, Ueber die Schwiörigkeit der Kesselschmiede, Arch. f. O. Bd 30, p. 1. — Steinbrügge, Ueber das Verhalten der Reissnerschen Membran etc., Zeitschr. f. O. Bd. 12, p. 178 u. 237. — Gomperz, Beitr. z. pathol. Anat. des Ohres, Arch. f. O. Bd. 30, p. 216. — Larsen u. Mygind, Ein Fall von erworbener Taubstummheit etc., Arch. f. O. Bd. 30, p. 188. — Habermann, Hæmorrhagien in's Labyrinth. in Folge perniciœser Anæmie, Prager med. Wochenschr. 1890, No. 39. — Schwabach, Ueber Gehörstörungen bei Meningit. cerebrospinal. etc., Zeitschr. f. klin. Med. Bd. 18, H. 3 u. 4 (konnte nicht mehr verwerthet werden).

MALFORMATIONS DE L'OREILLE

Pour l'oreille comme pour les autres organes, on distingue les anomalies par défaut de développement et les anomalies par excès de développement. Toutes deux peuvent se rencontrer simultanément. Cependant les dernières se limitent généralement à l'oreille externe, tandis que les anomalies par défaut de développement affectent le plus souvent en même temps l'oreille externe et l'oreille moyenne. Un grand nombre d'observations, dont les unes sont toutes récentes, ont confirmé l'opinion émise par Allen Thomson et Toynbee, qu'un défaut de développement de l'oreille externe s'accompagnait en général d'un développement imparfait du conduit auditif et de la caisse. Les anomalies de formation du conduit auditif avec un pavillon bien conformé sont au contraire d'une grande rareté (V. les cas de Oberteuffer, Jacobson et Blau).

Le labyrinthe ne participe qué rarement à l'anomalie de développement, et même, dans ce cas, sa participation n'est parfois que partielle. Sur 24 cas soumis à l'examen anatomique, le labyrinthe n'a présenté que trois fois une malformation notable ; dans les 21 autres l'anomalie était limitée à l'oreille externe, au conduit auditif et à la caisse. Dans les cas publiés récemment, les malformations ont une préférence marquée pour

1

le côté droit, ce qui vient à l'appui de l'observation de Welcker et Moos, que l'oreille droite est soumise à des anomalies de développement plus souvent que l'oreille gauche ou que les deux ensemble. Sur 77 cas relevés dans la littérature, je n'ai trouvé que 16 fois (20,8 %) la malformation à gauche, 22 fois (28,6 %) des deux côtés et 39 fois (50,6 %) à droite (V. aussi Gradenigo).

Comme les malformations de l'oreille externe et moyenne sont imputables à des anomalies de développement dans le domaine des arcs branchiaux supérieurs et de la première fente branchiale, il n'est pas rare de les rencontrer en même temps que des fistules embryonnaires auriculaires et cervicales, des anomalies d'arrêt de développement du maxillaire inférieur, l'asymétrie de la face, le bec-de-lièvre, les fentes du voile du palais et la gueule-de-loup. Dans ce qui suit, nous laisserons de côté les malformations diverses des monstres proprement dits, pour nous occuper seulement des anomalies de développement des fœtus viables.

Anomalies par défaut de développement du pavillon. Fistules auriculaires.

Les arrêts de développement du pavillon peuvent varier depuis une simple diminution du volume, jusqu'à la réduction complète à de petits appendices cutanés ou cartilagineux. Dans d'autres cas, le pavillon est remplacé par des ébauches rudimentaires de forme variable, souvent cylindriques ou fusiformes, paraissant enroulées autour de l'axe vertical. Une forme assez fréquente est l'enroulement de l'oreille externe .autour de l'axe vertical avec soudure du bord postérieur de l'hélix aux parties antérieures, de façon à recouvrir complètement la région du conduit auditif, qui est alors habituellement fermé. Il n'est pas rare non plus de rencontrer des inflexions du pavillon de haut en bas dans le sens horizontal avec un développement irrégulier du cartilage. Wreden et Gruber ont vu la partie supérieure du pavillon adhérer au cuir chevelu et Schwartze a observé fréquemment des adhérences du lobule avec la peau voisine. Certaines parties du pavillon présentent parfois des entailles, des fissures, ou font complètement défaut. Rohrer a connu une famille de sept membres, tous privés du lobule des deux côtés. Parmi les formes légères des anomalies de développement, se trouvent les oreilles en pointe qui ont donné lieu à l'hypothèse erronée d'une régression atavique.

Partant des recherches de His sur le développement du pavillon humain, Rohrer a poursuivi les idées de cet auteur, d'après lesquelles des changements de forme et de légères malformations du pavillon doivent être rattachées aux processus secondaires de développement, entre le 2e et le 5e mois de la vie embryonnaire. On est effectivement conduit ainsi à des remarques intéressantes en ce qui concerne la période de production de quelques anomalies d'arrêt de développement. A la fin du 2e mois, comme His l'a indiqué, les parties principales de l'oreille sont déjà facilement reconnaissables ; mais au début du 3e mois, la partie postéro-supérieure du pavillon se détache davantage de la tête et subit un enroulement en avant. Cet enroulement persiste environ pendant quinze jours, après lesquels l'hélix revient en arrière et l'anthélix redevient libre sur toute son étendue. C'est donc à cette période que remonteraient, sous l'influence de conditions défavorables, la formation et la persistance de l'oreille en pointe produite par l'enroulement, puis l'enroulement permanent et surtout l'adhérence du bord postérieur de l'hélix enroulé avec les parties antérieures, adhérence qui recouvre le conduit auditif et favorise peut-être aussi la formation d'une atrésie du méat. On peut de même ramener à une période déterminée la formation de fissures et l'absence du lobule, car le développement de ce dernier n'est terminé qu'à la fin du 3e mois ou au début du 4e mois (v. Kœlliker).

Les *fistules auriculaires* sont unilatérales ou bilatérales ; elles se trouvent habituellement à peu de distance de l'insertion de l'hélix ou devant le tragus, plus rarement en d'autres parties situées en arrière, par exemple à l'antitragus (Dyer), au lobule (Betz), dans la conque, à la crête de l'hélix (Schwabach), ou bien on les rencontre à côté de pavillons rudimentaires. On sait qu'elles ne communiquent ni avec le conduit auditif ni avec l'oreille moyenne (Urbantschitsch) ; ce sont de petites fossettes ou conduits fistuleux terminés en cul-de-sac d'où s'écoule parfois un liquide crémeux, contenant des globules de pus. L'obstruction de l'orifice peut donner lieu à la rétention de l'exsudat et à la formation de kystes pouvant atteindre le volume d'une noix. Dans quelques cas, on a observé des fistules auriculaires associées à des fistules cervicales.

La transmission héréditaire de fistules auriculaires a été constatée par Urbantschitsch, Schwabach, Paget, Kratz et Schubert; le premier a vu cette anomalie se transmettre à plusieurs générations. Il n'est pas rare non plus de voir plusieurs enfants des mêmes parents atteints de fistules auriculaires.

His ne partage pas l'opinion généralement admise, d'après laquelle ces fistules seraient des résidus des premières fentes branchiales. Il les attribue à l'obli-

tération incomplète du sillon qui sépare la crête de
l'hélix de l'arête supérieure du tragus.

Anomalies par excès de développement
du pavillon.

La présence simultanée de plusieurs pavillons bien
conformés, la véritable polyotie est extrêmement
rare. L'agrandissement de tout le pavillon, la macro-
tie (Walther, Schwartze, Bremer, Lemke) paraît
être rare aussi, de même que l'agrandissement congénital, non acquis, de certaines parties, par exemple
du lobule. On rencontre beaucoup plus souvent
ce qu'on appelle les appendices auriculaires, soit
associés à d'autres anomalies de développement,
soit isolés. Ce sont des excroissances verruqueuses
mais lisses, simples ou multiples, qui ont généralement leur siège en avant de l'oreille, dans la
région du tragus, exceptionnellement sur le lobule,
en arrière de l'oreille (Virchow), ou sur le cou.
Elles ont la grosseur d'un petit pois ou d'un noyau
de cerise et sont constituées par de la peau et du cartilage réticulaire. M. Schultze a pu suivre le cartilage
d'un appendice de ce genre jusqu'au périoste de l'a-
pophyse articulaire du maxillaire inférieur, ce qui
lui fit supposer qu'il s'agissait de prolongements anor-
maux du premier arc branchial, qui en seraient restés
à une phase antérieure du développement. D'après
His, le premier arc branchial participe à la formation
du pavillon par deux bourgeons, le deuxième arc
branchial par trois bourgeons, auxquels s'en ajoute
un sixième à l'extrémité supérieure de la fente. Le
deuxième arc branchial viendrait donc aussi en con-

sidération au point de vue de la production de bourgeons surnuméraires d'où peuvent résulter des appendices auriculaires.

Enfin, il resterait à parler de l'insertion du pavillon ou de ses formes rudimentaires sur des régions anormales. Le pavillon se trouve parfois plus ou moins déplacé, généralement abaissé. Fielitz a vu un nouveau-né avec un pavillon parfaitement conformé sur la joue gauche. Le conduit auditif n'était indiqué que par une dépression ; en dehors d'une déviation des muscles de la face et du nez à droite, toutes les parties étaient normales. On a publié des cas où le déplacement des pavillons était encore plus considérable, par exemple vers le cou ou l'épaule.

Conduit auditif externe et membrane du tympan.

Parmi les anomalies de développement du conduit auditif, on trouve l'atrésie complète ou des rétrécissements partiels congénitaux. V. Trœltsch a observé chez un garçon un rétrécissement annulaire congénital au milieu des deux méats. On rencontre aussi des fermetures membraneuses à l'entrée du méat ou sur son parcours; on aurait observé en outre la formation congénitale de brides. Le plus souvent, on trouve le méat complètement fermé, sans aucune marque extérieure, ou bien la place est indiquée par une petite fossette. Dans les essais de préparation, après avoir enlevé la peau, on rencontre du tissu fibreux ou osseux. Politzer a trouvé le méat remplacé par un cordon fibreux de 1 centimètre de long. Parfois la partie cartilagineuse est conservée et se termine en cul-de-sac (Virchow). Dans la plupart de ces cas, l'anneau tympanal fait aussi défaut (Joel), la formation de la mem-

brane du tympan est incomplète ou bien la membrane
est remplacée par une lame osseuse ; par suite de l'absence de l'anneau tympanal, il ne peut se former un
véritable méat osseux.

Comme anomalies par excès, on a relevé l'agrandissement congénital et le dédoublement du conduit auditif (Kœhler, Bernard). Macauln décrit un deuxième
méat terminé en cul-de-sac qui fut trouvé dans l'apophyse mastoïde droite d'un homme sourd. Si l'on tient
compte de la formation de cavités dans l'apophyse mastoïde, due parfois à des produits cholestéatomateux,
et de leur ouverture spontanée en dehors, on peut se
demander si une partie de ces cas de prétendu dédoublement congénital du méat ne serait pas la suite de
processus pathologiques postérieurs à la naissance.

L'absence de la membrane du tympan, que nous
avons signalée dans les cas d'atrésie du méat, a été
observée aussi avec un conduit auditif normal. Mais,
comme Schwartze l'a fait remarquer, ces observations
ne doivent être acceptées qu'avec réserve, car les cas
sont innombrables où l'absence de la membrane est le
résultat d'une maladie. Toutefois le cas d'Erhard est
intéressant ; il s'agit d'une jeune dame dont le pavillon était réduit dans toutes ses dimensions et le méat
correspondant tellement rétréci qu'il ne permettait
pas l'introduction d'un spéculum de l'oreille. L'eau
injectée doucement ressortait par le nez. Cette dame
n'avait jamais eu d'otorrhée ; l'audition de ce côté
était seulement diminuée.

Cette observation en rappelle une autre concernant
une fissure congénitale de la membrane du tympan,
par suite d'adhérence partielle entre cette membrane
et la membrane flaccide, et dont v. Trœltsch a
signalé l'analogie avec le coloboma de l'iris et

d'autres fissures. Cet auteur a rencontré cette anomalie entre autres sur un jeune homme qui avait en outre une luette bifide. V. Trœltsch fait remarquer que ces ouvertures de la membrane peuvent très facilement engendrer des myringites purulentes.

Les cas de prétendu dédoublement de la membrane du tympan se réduisent généralement à la formation de pseudo-membranes à la suite de processus inflammatoires.

Oreille moyenne.

Dans les malformations de l'oreille, on trouve fréquemment la caisse réduite de volume ou complètement absente ; sa grandeur dépasse rarement la grandeur normale. Parmi vingt cas d'atrésie du méat soumis à l'examen anatomique, j'ai trouvé indiquée dix fois une réduction de volume de la caisse ; cinq fois elle faisait complètement défaut par suite d'oblitération osseuse et cinq fois elle avait les dimensions normales.

Les *osselets de l'ouïe* peuvent manquer (8 fois sur 17 des cas qui viennent d'être cités), avoir une situation anormale (Meyer), présenter des formes vicieuses ou être privés de certaines parties. Parfois la tête du marteau est soudée au corps de l'enclume (Truckenbrod), ou bien on ne trouve que la tête avec des apophyses rudimentaires. Dans quelques cas, l'étrier faisait défaut (Wallbaum, Meyer, Wagenhæuser) ; dans d'autres, il n'avait qu'une branche latérale (Jæger) ou une branche à insertion centrale (Oeffinger). Une autre fois les branches étaient reliées par une lame osseuse (Truckenbrod) ou bien elles étaient remplacées par un tissu en forme de cône (Moos et

Steinbrügge). Hyrtl et Thomson ont décrit une jonction rhabdoïde, analogue à une columelle, à la place de la chaîne des osselets. Rose a observé des osselets. surnuméraires dans un cas d'atrésie bilatérale du méat auditif; mais il ne s'agissait probablement que de parties ossifiées du cartilage de Meckel non complètement résorbé.

Dans les cas de malformation, les *fenêtres labyrinthiques* peuvent faire défaut en même temps que la caisse ; parfois on les trouve fermées, l'oreille moyenne étant entière; d'autres fois, elles sont rétrécies. Sur vingt cas de malformation, on a constaté huit fois l'absence des deux fenêtres, une fois celle de la fenêtre ovale seulement, une fois les deux fenêtres étaient rétrécies, une fois la fenêtre ronde seulement, une autre fois la fenêtre ovale seule. Huit fois les deux fenêtres étaient présentes, mais, dans un de ces cas, la base de l'étrier et la membrane secondaire faisaient défaut. Par conséquent, parmi ces vingt cas qui, à l'exception d'un seul, présentaient une atrésie du conduit auditif, on a trouvé douze fois (60 0/0) aussi des altérations du pourtour osseux des fenêtres labyrinthiques, tandis que dans la plupart de ces cas le labyrinthe membraneux est décrit comme normal, au moins macroscopiquement.

Comme la base de l'étrier provient, d'après Gradenigo, de la capsule périotique, les branches de l'étrier du deuxième arc branchial, le marteau et l'enclume du premier arc branchial, il est peut-être permis d'entrer plus avant dans l'interprétation de certaines malformations des osselets en s'appuyant sur l'embryologie. Tel est le cas par exemple pour la soudure du marteau et de l'enclume; les deux osselets, d'abord réunis dans la première période embryonnaire, ne se séparent que tardivement. D'où la possibilité de découvrir ici encore des points de repère *pour*

1.

l'époque de la production de l'anomalie de développement, comme nous l'avons déjà fait remarquer à propos des anomalies de développement du pavillon.

Les observations de *malformation des trompes d'Eustachi* ne sont pas très nombreuses. Dans les cas de Grüber, Politzer, Ogston, Moos et Steinbrügge, la trompe était absente. Dans le cas de Wagenhæuser, l'orifice tympanique faisait défaut ; dans un deuxième cas de Grüber compliqué de gueule-de-loup, l'orifice pharyngien manquait du côté droit. Joél a vu la trompe osseuse fermée tandis que la partie cartilagineuse était normale ; Virchow a trouvé la trompe d'Eustachi terminée en cul-de-sac et déplacée. Dans un cas de Meyer, la trompe était étroite et très courte ; Cock et Truckenbrod ont décrit des trompes dont le calibre était au contraire agrandi.

L'apophyse mastoïde manque parfois totalement (Ogston, Rohrer) ou se trouve réduite de volume. Dans quelques cas, elle ne contenait qu'une substance osseuse compacte (Lucae) ou bien ses cellules étaient plus petites et il n'y avait qu'une étroite communication avec la caisse (Meyer).

Labyrinthe.

Nous n'avons encore que peu de renseignements sur les anomalies de développement du labyrinthe, par suite des difficultés de l'examen histologique de cette partie de l'oreille et de l'absence fréquente de commémoratifs précis dans le cas de surdi-mutité.

En l'absence de données anamnestiques bien détaillées, il est souvent impossible de reconnaître à l'autopsie, chez l'enfant et l'adulte, si les altérations labyrinthiques sont congénitales ou acquises, si des maladies d'oreille sont venues compliquer pendant la vie extra-utérine des anomalies de développement. Nous savons que les inflammations labyrinthiques peuvent donner lieu à la formation nouvelle de tissu conjonctif partant de l'extrémité des cavités du labyrinthe et pouvant remplir ces dernières et plus tard s'ossifier. Par conséquent, si des affections du labyrinthe se sont produites dans la première enfance, elles peuvent faire croire à l'absence congénitale de certaines parties ou du labyrinthe tout entier. L'examen des préparations de collections non accompagnées de l'histoire de la maladie ne peuvent donc fournir aucun renseignement utile relativement à la question.

Les anomalies de développement du labyrinthe datant de la première période embryonnaire et qui auraient pu affecter la vésicule labyrinthique ectodermique ou le canal cochléaire qui en dérive, les saccules et les canaux semi-circulaires membraneux n'ont pas été étudiées jusqu'ici dans leurs phases initiales. Elles paraissent relativement rares, peut-être par suite de la situation de la vésicule qui la met à l'abri d'influences mécaniques aussitôt après son étranglement (1). Même chez les monstres, par exemple chez les hémicéphales, on trouve parfois le labyrinthe assez bien développé, abstraction faite du déplacement relatif de certaines de ses parties. On a constaté en outre, d'une manière certaine, l'existence de cas où

---

(1) Dans un cas de surdi-mutité, Moos et moi avons trouvé, dans une spire du limaçon, un organe de Corti rudimentaire dont la forme correspondait complètement à celle du petit bourrelet épithélial du canal cochléaire, de telle sorte qu'on pouvait songer à un arrêt du développement à cette phase du bourrelet.

des enfants avaient conservé un certain degré d'audition en dépit de l'occlusion congénitale des deux
méats auditifs et de la malformation des pavillons.
Comme l'atrésie du conduit auditif entraîne généralement un défaut de développement de la membrane du
tympan, la fonction auditive ne peut s'exercer en
pareils cas que par la perception des ondes sonores
transmises directement par les os et nous devons admettre ici un fonctionmement complètement normal
du labyrinthe. Toute anomalie de développement de
la vésicule labyrinthique doit donc être exclue.

Les altérations pathologiques de la capsule labyrinthique paraissent au contraire plus fréquentes que les
anomalies de développement du labyrinthe membraneux. Cela résulte déjà de ce que nous avons dit plus
haut de la participation assez fréquente des fenêtres
du labyrinthe aux défauts de développement de l'o-
reille externe et moyenne (60 0/0). Si nous en jugeons
d'après ce qui se passe pour les inflammations labyrinthiques pendant la vie extra-utérine, il est permis
de supposer que des dyscrasies des parents ou d'autres
influences pathologiques et irritations inflammatoires
peuvent agir sur le périchondre de la capsule labyrinthique de l'embryon, sur son revêtement périos-
téal et endostéal ultérieur et qu'il peut en résulter des
hyperplasies, malformations de la paroi du labyrinthe,
oblitérations et rétrécissements des cavités internes et
des fenêtres labyrinthiques, y compris un développement incomplet de la base de l'étrier. On peut admettre encore, comme cause de malformation du
labyrinthe, une calcification irrégulière du cartilage
formant la capsule. L'accumulation prématurée de
liquide dans la cavité crânienne chez les hydrocéphales,
alors que le labyrinthe est encore cartilagineux, peut

aussi exercer une action d'arrêt sur son développement normal. Il n'est pas invraisemblable de supposer, qu'il puisse en résulter par exemple une dilatation de l'aqueduc du limaçon, à la suite de laquelle l'accroissement de la pression intra-crânienne se transmettrait sans obstacle à l'intérieur du labyrinthe et exercerait une influence fâcheuse sur le développement ultérieur des tissus labyrinthiques membraneux. Comme l'ossification normale de la capsule labyrinthique commence au 6ᵉ mois de la vie fœtale et comme, d'après Kœlliker, l'embryon humain de six semaines possède déjà une capsule nettement cartilagineuse, des influences nuisibles pourraient agir sur le cartilage surtout entre le 3ᵉ et le 7ᵉ mois.

Les publications relatives à des malformations du labyrinthe mentionnent l'absence complète de celui-ci ou de certaines de ses parties, des rétrécissements du vestibule, du conduit auditif interne, l'ossification du limaçon, des défauts de développement de ce dernier, la dilatation des aqueducs. L'absence du nerf auditif se présente très rarement (Michel).

Quant aux causes des malformations de l'oreille en général, nous ne pouvons naturellement les indiquer que d'une manière approximative. Nous ne sommes pas en état actuellement de tracer une limite précise entre les arrêts de développement, les troubles de nutrition et les processus inflammatoires; nous présumons que ceux-ci, de même que des influences mécaniques, peuvent arrêter complètement le développement normal (1). Les influences héréditaires, auxquelles il serait le plus naturel de songer en cas d'un

---

(1) Relativement à l'influence des actions mécaniques (abstraction faite des recherches antérieures de Saint-Hilaire et Valentin, citées par Forster à la page 5 de son ouvrage « Die Miss-

simple arrêt de développement, sont aussi extrêmement énigmatiques. Que des anomalies par défaut de
développement soient héréditaires, c'est ce que nous
avons dit déjà à propos des fistules auriculaires et
cervicales. La surdi-mutité congénitale de plusieurs
enfants d'une même famille est également connue,
mais c'est précisément ici que règne l'obscurité la plus
complète en ce qui concerne l'alternance observée
parfois dès la naissance d'enfants normaux et sourds-
muets, l'apparition exclusive de la surdi-mutité dans
la descendance mâle ou féminine, les causes de la
transmission indirecte. Il est certain que des parents
sourds-muets peuvent engendrer des enfants possédant
tous leurs sens; mais dans d'autres cas aussi il naît de ces
unions des enfants sourds-muets. Les auteurs ne sont
nullement d'accord sur la fréquence de cette éventualité. Graham Bell aurait constaté un accroissement du
nombre des sourds-muets en Amérique par suite de
leur mariage entre eux et il estime à 33 1/3 0/0 la

---

bildungen des Menschen »), les expériences de Chabry sur des
œufs d'ascidiés présentent de l'intérêt. En exerçant une pression
très légère avec une aiguille mousse, il a obtenu une segmentation cellulaire irrégulière ; par une pression plus forte, la
segmentation des noyaux, sans division consécutive du protoplasma, par conséquent la formation des cellules géantes ; une
pression très forte a provoqué la nécrose (Société de biologie,
7 juillet 1888, cité d'après Weigert, Fortschr. der Med , 1888,
p. 819). Il est donc permis de supposer que des pressions anormales à l'intérieur de la matrice peuvent être des causes assez
fréquentes d'arrêt de développement, notamment dans les cas
de malformations unilatérales. Les observations d'anomalies de
développement sur les jumeaux viennent également à l'appui
de la probabilité de causes mécaniques. J'ai vu il y a peu de
temps une malformation du pavillon droit, l'occlusion du méat
auditif droit, l'atrophie du maxillaire inférieur et une gueule-de-
loup chez une jeune fille dont la sœur jumelle présentait un
développement complètement normal.

Parmi les causes mécaniques, il faudrait ranger encore l'enroulement du cordon autour de la tête (Moos, Kiesselbach), que l'on
a constaté dans quelques cas de malformation.

proportion de leurs descendants sourds ou muets. D'après les observations de Hartmann, Moos et Karsch, les unions entre parents fournissent un plus fort contingent aux établissements de sourds-muets que la descendance directe de parents sourds-muets ; des auteurs français récents (V. Lannois) dénient au contraire au mariage entre parents toute influence fâcheuse sur la descendance, *en supposant que les deux parties soient saines* (V. aussi Schmaltz). C'est à l'avenir à trancher la question par des relevés statistiques plus complets ; il conviendrait aussi, en ce qui concerne les enfants sourds-muets ou possédant tous leurs sens de parents sourds-muets, de rechercher si la surdi-mutité des parents est congénitale ou acquise.

Quant aux causes d'irritation provoquant l'inflammation qui peuvent donner lieu à des anomalies de développement de l'oreille, il y aurait à considérer surtout la syphilis (Moos, Joël, Lemke, Steinbrügge), le rachitisme, la tuberculose, l'hydrocéphalie précoce. L'ivrognerie des parents a été mise aussi au nombre des facteurs principaux. Une question non encore résolue est celle de savoir si des émotions psychiques de la mère pendant la grossesse peuvent avoir pour suite des anomalies de développement. Mais ici il faudra tenir compte de l'époque de la prétendue impression, car il n'y a que les premiers mois de la grossesse qui puissent venir en considération pour les malformations de l'oreille.

ALTÉRATIONS PATHOLOGIQUES

DU TEMPORAL

Atrophie du rocher, perforations.

Les observations de Zuckerkandl montrent qu'en dehors de la forme sénile de l'atrophie qui se présente parfois, celle-ci peut se produire occasionnellement à la suite de synostose prématurée des sutures, par l'effet de la pression du cerveau en voie de développement, dans l'hydrocéphalie, et comme conséquence de l'hypertrophie cérébrale. L'atrophie qui se manifeste aussi par l'amincissement d'autres os du crâne se traduit, notamment pour le rocher, par des modifications de sa paroi postérieure. La disparition atrophique du tissu osseux en avant et en arrière du point de réunion des canaux semi-circulaires supérieur et postérieur, amène le bombement de cette région, dont la rigidité fait obstacle à l'action de la pression, le bord antérieur du sillon sigmoïde est effacé, et le fond du conduit auditif interne se trouve même à découvert si l'atrophie atteint un degré élevé. La face supérieure du rocher est aplatie et mince ; des déhiscences des canaux semi-circulaires s'observent aussi en cas d'atrophie grave.

Comme les perforations, fissures et lacunes du temporal sont également, du moins en partie, la consé-

quence des conditions anormales de pression qui ont
amené la résorption du tissu osseux, nous nous en
occuperons ici. Il n'est pas rare de rencontrer,
notamment sur les crânes macérés, des lacunes de
la voûte de la caisse, généralement dans la région de
l'articulation incudo-malléaire (Bürkner), dans le toit
de l'antre mastoïdien, dans le canal de Fallope, plus
rarement dans le canal carotidien, dans la fosse
jugulaire, la paroi antérieure et interne de l'apophyse
mastoïde, dans le sillon sigmoïdal, dans la portion
écailleuse du temporal. Les lacunes de la lame externe
de l'apophyse mastoïde et de la fissure mastoïdo-
squameuse peuvent donner lieu à des pneumatocèles ;
mais ce sont surtout les perforations de la partie supérieure du tympan qui ont de tout temps attiré l'attention des anatomistes et des otologistes, par suite de
leur importance pratique. Valsalva les a même considérées comme des ouvertures normales, et a cherché,
à l'aide d'injections, à démontrer qu'il y a communication constante entre la cavité crânienne et la caisse,
communication qui n'a lieu souvent que par d'étroits
canalicules. Les récents observateurs ont essayé d'interpréter de façon diverse l'existence des lacunes du
toit de la caisse. Schwartze et Janicke les considèrent
comme des anomalies congénitales par défaut de développement. Luschka les attribue à la pression de granulations de Pacchioni ; Hyrtl regarde comme causes
le moucher violent et la plus grande consommation de
phosphates calcaires pendant la grossesse ; v. Trœltsch,
l'emploi fréquent de l'expérience de Valsalva. Bürkner,
Flesch et Kiesselbach sont d'accord pour admettre que
diverses causes peuvent donner lieu à la formation
de lacunes, mais que, dans la plupart des cas, c'est la
pression du cerveau qui amène la résorption de la

substance osseuse, car on rencontre habituellement, à côté des perforations du toit du tympan, de profondes impressions digitales, un amincissement d'autres os du crâne et d'autres lacunes, notamment dans l'orbite. Comme facteurs prédisposants, Flesch signale de larges espaces pneumatiques, l'élargissement de la caisse ; Kiesselbach (1) met surtout en cause le ramollissement rachitique de l'os. Une explication simple et, à mon avis, satisfaisante de la question est celle donnée par Flesch en dernier lieu ; il fait remarquer la rareté des perforations sur les crânes *frais* en opposition avec leur fréquence sur les crânes macérés. Dans le plus grand nombre des cas, il s'agirait de lamelles osseuses même dépourvues de sels calcaires, et désagrégées par la macération. Si l'on enlève avec précaution la dure-mère sur des préparations fraîches, ces lamelles minces sont conservées ; par suite les lacunes *véritables* seraient rares.

Kœrner a fait des recherches, relativement aux perforations spontanées du toit de la caisse, sur 131 crânes, dont 39 dolichocéphales et 92 brachycéphales. Sur les premiers, il n'a pas trouvé de perforations du toit proprement dit de la caisse, mais sept fois il y avait des ouvertures qui conduisaient dans d'autres lacunes osseuses, notamment dans un système de cellules osseuses situées au-dessus du conduit auditif externe, dans l'angle formé par le plancher et la paroi latérale de la fosse moyenne du crâne. Parmi les crânes brachycéphales, sept portaient des déhiscences du toit du tympan.

Le même auteur a recherché les lacunes osseuses du plancher de la caisse et les a trouvées plus fréquentes à droite, où la fosse jugulaire est plus large et plus pro-

---

(1) Kiesselbach a observé aussi des fractures incomplètes de la lame externe de la partie postérieure de l'écaille du temporal à la suite du rachitisme. Pour les fractures de ce genre également, voir Bezold (Mon. f. O. 1873, n° 1).

fonde. Parmi 449 crânes, 264 fois la fosse jugulaire était
plus large et plus profonde à droite qu'à gauche, et 30 de
ces crânes portaient des lacunes, 22 fois à droite et 8 fois
à gauche. Kœrner voit aussi là une cause du danger plus
grand présenté par les suppurations de l'oreille droite.

Hyperostose générale et partielle du temporal.

L'hyperostose du temporal, qui consiste en un
accroissement de la masse de l'os dans sa totalité et qui
s'accompagne habituellement d'une dureté analogue
à celle de l'ivoire, a très souvent pour conséquence un
rétrécissement des canaux osseux, notamment du
conduit auditif interne, et la formation d'exostoses,
d'ostéophytes ou d'inflammations partielles. Elle se présente comme manifestation particulière d'une hyperostose générale du crâne. Les hyperostoses et scléroses partielles sont dues à des processus inflammatoires chroniques locaux, à des suppurations prolongées de l'oreille moyenne et à l'irritation produite
par des périostites répétées. En dehors de la sclérose
et de l'augmentation de volume si fréquentes de la
partie mastoïdienne, il peut en résulter aussi le grossissement et l'ankylose de la chaîne des osselets, le
rétrécissement et l'occlusion osseuse des fenêtres
labyrinthiques. La syphilis ou le rachitisme sont
présumés être des causes de l'hyperostose générale.

Zuckerkandl a vu un développement exceptionnel
d'*ostéophytes* sur le temporal, dans deux cas, à la suite
d'inflammations purulentes et d'affections carieuses.
Les ostéophytes se trouvaient sur la face externe de
l'apophyse mastoïde, sur les parois du méat auditif,
dans la fosse sigmoïde, à l'intérieur des grandes

cellules de l'apophyse mastoïde. Dans le deuxième cas, ils occupaient la face supérieure du rocher. La caisse était normale dans les deux cas.

C. O. Weber et Gruber ont décrit des *ostéomes* de la face externe de l'écaille du temporal. Politzer a observé deux cas d'ostéomes de l'apophyse mastoïde, dont l'un de la grosseur d'une noix avait repoussé en avant la paroi postérieure du conduit auditif et amené ainsi la fermeture du méat externe. Weinlechner a publié également un cas d'ostéome de l'apophyse mastoïde, de la grosseur d'une châtaigne, qui fut enlevé par une opération et trouvé d'une grande dureté. L'auteur regarde les ostéomes de cette région comme des produits périostiques qui finalement deviennent toujours compacts et durs comme l'ivoire, tandis que les formes provenant de cartilages épiphysaires, généralement congénitales, produisent des tumeurs osseuses spongieuses en se chargeant de sels calcaires. Les ostéomes de la région mastoïdienne sont très rares et n'apparaissent, de même que la plupart des exostoses du conduit auditif, que vers la vingtième année.

L'hyperostose du conduit auditif osseux s'observe assez fréquemment à la suite d'irritations inflammatoires chroniques de l'os ou du périoste, dans les affections carieuses, les otorrhées, plus rarement dans les otites moyennes simples, non purulentes ; tantôt elle n'affecte que certaines parois, tantôt le canal entier. D'après Gruber, il y a parfois prolongement du conduit osseux par ossification de la portion cartilagineuse. Le même auteur a observé l'occlusion osseuse du méat à la suite d'atrésie survenue pendant la première enfance, par soudure des parties molles, avant que la partie osseuse du conduit ait pu se développer normalement. Moos a opéré une occlusion osseuse de 7^{mm} de profondeur dans un cas d'hyperostose générale du méat qui s'était développée à la suite d'une otorrhée aiguë de 14 semaines de durée ; il a vu aussi un eczéma chronique être suivi d'une atrésie osseuse bilatérale. Bremer a trouvé le conduit auditif fermé par une paroi osseuse située en arrière d'exostoses ; de même, Jacobson dans un cas d'atrésie acquise, à la suite d'otorrhée chronique. D'autres cas d'obstruction osseuse complète du méat ont été publiés par Burnett et Ayres.

Les *exostoses du conduit auditif* doivent être regardées dans un grand nombre de cas comme des ostéomes périostiques. Elles se présentent sous la forme de tissus osseux hémisphériques ou ovales, reposent généralement sur une large base, plus rarement pédiculés et ayant habituellement une surface lisse et un revêtement cutané normal. On distingue les exostoses compactes, dures comme l'ivoire, des formes spongieuses, plus rares, et des bulles osseuses creuses, qui ne se rencontrent qu'exceptionnellement (Autenrieth, Hansen). La dureté du tissu osseux est parfois surprenante ; l'opérateur se trouve alors arrêté par la résistance imprévue au ciseau d'acier. Après l'excision partielle, ces tumeurs paraissent rester stationnaires, peut-être même diminuer.

Les exostoses ont le plus souvent leur siège dans la partie externe du conduit auditif osseux (Virchow), plus rarement au voisinage de la membrane du tympan. La paroi postéro-supérieure est plus fréquemment atteinte que la paroi antérieure. Ses tumeurs se présentent isolées ou au nombre de deux ou trois ; elles s'étendent aussi d'une paroi à l'autre, de façon à ne laisser entre elles que de petites ouvertures ou fentes ; enfin, elles se rencontrent bilatéralement et souvent en des points symétriques.

Moos a eu l'occasion, dans quatre cas, d'observer des exostoses bilatérales en forme de cœur et situées symétriquement dans le conduit auditif externe. Il s'agissait de petites tumeurs blanches, siégeant sur la paroi supérieure du méat, tout près de la membrane du tympan, en face de la membrane flaccide. L'auteur regarde ces formations comme de simples hyperplasies « provoquées par des irritations au moment où l'anneau tympanal se soude à la portion écailleuse du temporal ».

Hedinger a examiné, sous le microscope, une exostose du méat, qui s'était produite à la suite d'une inflammation purulente. Il a reconnu qu'elle s'était formée dans ce cas par ossification du corps papillaire hypertrophié de la peau du méat. L'ossification du tissu conjonctif avait eu lieu dans des foyers séparés ; la formation nouvelle du tissu osseux n'avait eu son point de départ ni dans le périoste, ni dans la paroi osseuse. Cocks a décrit deux polypes pédiculés en voie d'ossification, qui purent être enlevés avec l'anse métallique. Enfin, on a observé la production d'une exostose à la place d'une tumeur épithéliale qui avait été extirpée. Le point de départ de la tumeur avait été cautérisé, après l'opération, avec la pâte de Canquoin.

Le développement de ces tumeurs se fait d'une manière tout à fait insensible. Dans des cas rares seulement, elles sont le siège de douleurs névralgiques (Moos). Parfois elles paraissent rester stationnaires pendant de longues années, puis se développent subitement jusqu'à l'obturation complète du méat. Les hommes sont plus souvent atteints que les femmes.

Relativement à l'âge, Bezold, dans ses nombreuses recherches sur l'oreille de l'enfant, n'a pas trouvé d'exostoses; Wagenhaüser a observé la production d'exostoses symétriques sur un jeune homme de 17 ans et la signale comme extraordinairement précoce. Par contre, Field a vu se développer en quelques mois une tumeur osseuse remplissant en grande partie le méat, à la place d'un polype qui avait été opéré chez une jeune fille qui n'avait que 3 ans; Orne Green rapporte, de son côté, un cas de formation d'exostoses chez un garçon de 14 ans atteint d'otorrhée depuis 3 ans. Toutefois, l'apparition d'excroissances osseuses du conduit auditif externe paraît être rare dans l'âge infantile.

Les causes de la formation d'exostoses sont inconnues dans la plupart des cas. Les facteurs étiologiques invoqués par Toynbee, diathèse rhumatismale ou arthritique, aliments abondants et irritants, boissons alcooliques, dyscrasie syphilitique, ne peuvent plus être regardés comme les causes de la maladie, maintenant que l'absence d'influences de ce genre dans la formation d'exostoses a été constatée par de nombreuses observations. D'après Schwartze, les influences héréditaires sont parfois sensibles. Des otorrhées d'une durée plus ou moins longue ont pourtant précédé dans un nombre de cas relativement grand — 13 fois sur 30 cas, ce qui donne une proportion de 43,3 0/0. Dans d'autres cas, une otite moyenne chronique non purulente aurait favorisé la production d'exostoses. J'ai observé personnellement un cas d'exostose éburnée du côté gauche, concernant un homme de 44 ans, dans lequel la suppuration d'oreille existait depuis la sixième année. Dans un autre cas (homme de 52 ans), il y avait eu également une otite moyenne purulente à l'âge de 7 ans. On a observé aussi des irritations traumatiques comme causes de formation d'exostoses.

On sait que Welcker, Virchow, Turner et Blake ont contredit l'affirmation de Seligmann, d'après laquelle les exostoses du méat que l'on rencontre fréquemment sur les crânes américains allongés seraient dues à leur déformation artificielle. Welcker pensait que les excroissances osseuses du méat externe étaient plus fréquentes chez les races d'outre-mer ; Ayres regarde les exostoses comme rares actuellement en Amérique, mais il admet qu'elles aient pu être plus fréquentes autrefois, comme semble l'indiquer l'examen de crânes préhistoriques.

Néoplasmes malins du temporal.

Tantôt les productions malignes se développent d'une manière primitive dans les parties externes ou internes de l'oreille, tantôt le temporal est envahi par des tumeurs qui ont pour point de départ la dure-mère, les os voisins, la parotide ou le nerf auditif. L'invasion de l'oreille par métastase, en cas de dégénérescence carcinomateuse d'autres organes (Gruber, Habermann), paraît être rare.

Dans les cas publiés jusqu'ici de destruction du temporal par des tumeurs, il s'agit le plus souvent de carcinomes et de sarcomes. Plus rarement, on a observé des formes plus compliquées (Politzer, Rasmassen et Schmiegelow). Les destructions de l'os par des formations cholestéatomateuses seront examinées à propos des otites moyennes purulentes.

Les cas certains connus jusqu'ici de *carcinomes primitifs* du temporal ont été réunis par Kretschmann, et étudiés d'une manière complète. Il s'agirait dans tous les cas de carcinomes épithéliaux qui, examinés et étudiés sous le microscope, se montraient constitués

par un stroma plus ou moins délicat du tissu conjonctif
infiltré de petites cellules, et par des cônes de cellules
épithéliales, dont les coupes présentaient la texture
connue des globes épidermiques. Ces derniers peuvent se durcir en partie et portent alors le nom
de globes perlés (*Perlkugeln*). Kretschmann fait
remarquer très justement que les coupes de polypes
tout à fait bénins présentent fréquemment aussi des
structures de ce genre.

Plus le stroma de tissu conjonctif se trouve faiblement développé, plus sont nombreuses les grandes
cellules dont les noyaux présentent une segmentation active, et plus [la décomposition des tumeurs et
des parties traversées par leurs masses a lieu rapidement (1er cas de Kretschmann, cas de Pierce). Les granulations visibles dans le méat auditif sont bosselées,
crevassées, molles ; elles saignent facilement, ne sont
pas pédiculées, mais reposent par une large base sur
les parois du conduit (Schwartze), ce qui les distingue
de la plupart des formations polypeuses bénignes.
L'écoulement d'oreille qui accompagne la production
pathologique est abondant, fréquemment mêlé de sang
et contient des particules osseuses.

La capsule labyrinthique, la dure-mère, les nerfs,
les vaisseaux ainsi que la trompe cartilagineuse résis-
tent jusqu'à un certain point à l'extension de l'affection maligne (1). Dans quelques cas, on a trouvé les
artères intactes ou oblitérées, les sinus veineux dis-
parus en partie dans la tumeur, en partie aussi oblitérés (Rasmussen et Schmiegelow) ; par suite, on n'a
pas observé de fortes hémorrhagies. Il y avait presque

---

(1) Politzer a vu cependant un carcinome pénétrer de la caisse
dans le sommet du limaçon. Ce néoplasme s'étendait dans quelques spires du limaçon et avait infiltré aussi le nerf acoustique.

toujours paralysie faciale, car le canal de Fallope peut être atteint en divers points par l'extension de la tumeur. Il ne s'est pas toujours produit un gonflement des glandes lymphatiques voisines ; sur seize cas, on l'a observé quatre fois ; six fois il faisait défaut et six fois on ne trouve aucune indication à ce sujet.

L'épithélioma peut prendre naissance dans le pavillon sous forme d'induration ou d'ulcère, passer dans le conduit auditif externe et pénétrer par cette voie dans les parties profondes (Politzer, Pooley, Kipp, Seely, Gruber, Ménière, Stacke). D'après Politzer, il provient généralement de la peau de la partie supérieure de l'hélix. Dans d'autres cas, le néoplasme a son origine dans le conduit auditif externe (Kessel, Brunner, Delstanche, Moos, Jacobson, Pierce). D'après Schwartze, l'épithélioma peut aussi se développer d'une manière primitive dans l'apophyse mastoïde.

Mais le nombre n'est pas moindre des cas où le néoplasme a pris certainement naissance dans la caisse et s'est étendu de là en dehors et en dedans jusqu'à ce qu'il y ait eu éruption en avant du pavillon, à travers l'apophyse mastoïde ou à travers la dure-mère. Comme la caisse normale n'a pas d'épithélium pouvant fournir le point de départ du développement d'un épithélioma, il est d'un haut intérêt de constater que dans le plus grand nombre des cas de cancer provenant de l'oreille moyenne, il existait des suppurations d'oreille durant depuis plusieurs années et datant souvent de l'enfance. Il est probable qu'ici la muqueuse de la caisse avait subi les mêmes transformations épidermoïdes (Buss) que celles admises dans les cas de formation cholestéatomateuse, soit par métamorphose directe, de nature inconnue jusqu'ici, de l'épithélium,

soit plus vraisemblablement par pénétration du revêtement externe dans l'oreille moyenne à travers les
perforations de la membrane du tympan ou des fistules
osseuses. On a observé dans d'autres régions du corps
cette transformation d'une muqueuse en une membrane recouverte d'épiderme et prenant peu à peu la
texture de la peau avec production consécutive de
carcinomes épithéliaux (voir le cas de carcinome de
l'utérus de Piering). Nous devons avouer, il est vrai,
que pour le moment nous ignorons complètement les
conditions dernières du développement d'une tumeur
maligne sur ce nouveau terrain. Il est à remarquer
toutefois que précisément dans les quatre cas relevés
par Kretschmann où le carcinome se développa sans
otorrhée préalable (Billroth-Brunner, 2ᵉ cas de Buss,
2ᵉ cas de Kretschmann, cas de Jacobson), tandis que
dans les douze autres cas, il y avait eu suppuration
d'oreille pendant nombre d'années, le point de départ
de la maladie n'a pas été constaté d'une manière certaine et il se pourrait qu'il ait eu lieu dans le conduit
auditif et non dans la caisse. En outre, dans le 2ᵉ cas
de Buss, le nerf facial n'était pas encore paralysé au
bout de l'année ; il n'y eut paralysie faciale que dans
les derniers mois ; cette particularité est donc aussi
en faveur de l'hypothèse que le conduit auditif externe
aurait été dans ce cas le point d'origine.

Nous sommes, du reste, complètement d'accord avec
Kretschmann pour admettre que des tumeurs polypeuses, qui présentent souvent à leur intérieur des
formations atypiques de cônes épithéliaux et des processus de kératinisation, peuvent être parfois le point
de départ de tumeurs malignes.

D'après le relevé de Kretschmann, les carcinomes
du temporal atteignent le plus souvent des personnes

entre quarante et soixante ans, sans préférence pour l'un ou l'autre sexe ; la durée totale de l'affection est d'environ dix-huit mois. Le côté droit est plus souvent affecté que le gauche (onze fois contre cinq).

Les cas publiés par Toynbee comme cancer de l'oreille (un cas personnel, les autres de Cooper, Forster, Wishart et Russel) concernaient, sauf le dernier, de jeunes individus et parmi eux un enfant de trois ans, de telle sorte qu'il est possible qu'il y ait eu confusion avec une formation sarcomateuse. Il n'y avait pas eu dans ces cas d'otorrhée préalable. Toynbee pensait que les tumeurs avaient pris naissance dans la caisse, mais rien dans la description ne donne une base certaine à cette hypothèse. De même dans le cas de Gorham Bacon et Muzzy, où l'écoulement fut précédé pendant cinq mois de dureté d'oreille et de bourdonnements, il n'était plus possible d'apercevoir la membrane du tympan au moment où le patient vint en traitement, à cause du gonflement des parois du méat ; l'origine du néoplasme reste donc encore ici incertaine.

Les *sarcomes du temporal* produisent les mêmes destructions de l'os et des parties molles que les carcinomes, mais ils s'en distinguent en ce qu'ils atteignent surtout des enfants d'ailleurs bien portants et aboutissent, en quelques mois, à l'issue fatale (Schwartze). Le lieu d'origine des sarcomes primitifs du rocher ne se découvre pas toujours ; le revêtement de la caisse, les cellules mastoïdiennes, le périoste de l'apophyse mastoïde (1), la dure-mère recouvrant le rocher peuvent fournir le point de départ. Dans les cas connus, la maladie n'a été précédée que quelquefois (Hartmann, Orne Green, Cassels) d'un écoulement purulent ou aqueux plus ou moins long. Sur la

---

(1) Quand les sarcomes ont leur point de départ dans le périoste de l'apophyse mastoïde, ils peuvent être pris pour des abcès de cette région (V. Schwartze-Christinnek).

coupe, les tumeurs se montrent molles, semblables à des glandes lymphatiques infiltrées, d'une couleur gris-pâle ou blanc-jaunâtre ; elles sont parfois constituées par des tubérosités renfermant des cavités pleines de pus. L'examen microscopique des sarcomes montre un stroma fibreux, rempli de petites ou grandes cellules rondes ; dans d'autres cas, ils renferment des cellules plutôt fusiformes ou polyédriques.

Sous le nom d'angiome caverneux, Politzer a décrit un néoplasme rare, unique jusqu'ici en ce qui concerne le temporal (V. son traité, 2ᵉ édit., p. 511). Le cas concerne une jeune fille de douze ans qui souffrait depuis dix-huit mois d'une otorrhée du côté gauche et d'hémorrhagies passagères de l'oreille. Le conduit auditif externe renfermait des excroissances polypeuses d'un rouge bleu, saignant facilement; la paroi osseuse postérieure du méat était perforée, la membrane du tympan également. Une tumeur de la grosseur d'une orange, de consistance en partie osseuse, en partie spongieuse, partait de toute la pyramide droite du rocher et pénétrait dans la fosse moyenne et la fosse postérieure du crâne. La tumeur était constituée par des trabécules osseuses ramifiées et un système caverneux qui communiquait avec le sinus latéral et y avait probablement son point d'origine. La masse osseuse du rocher était traversée par des cavités, à l'intérieur desquelles s'étaient développées des excroissances à ramifications arborescentes.

On a observé à plusieurs reprises des *cas d'atteinte secondaire du temporal* par des tumeurs malignes provenant de la dure-mère, de la base du crâne, de l'espace naso-pharyngien, de la parotide, du maxillaire supérieur ou de la langue. Ces néoplasmes peuvent aussi exercer une influence nocive sur l'oreille, en tant qu'ils donnent lieu, par compression ou destruction anticipée des trompes, à des anomalies de fonction et de nutrition de l'oreille moyenne, avant que le rocher lui-même soit affecté (Moos).

Il faut ranger encore ici les cas de tumeurs malignes occupant le conduit auditif interne et provenant soit du cerveau ou de ses enveloppes, soit du névrilème du nerf acoustique lui-même. Dans quelques-uns de ces cas, la tumeur avait pénétré dans le labyrinthe en exerçant son action destructive ; dans d'autres elle n'avait produit qu'un élargissement du conduit auditif interne (Moos, Bürkner, Stevens). Dans le cas publié par Bœttcher, la lame criblée était percée, le nerf cochléaire atrophié dans le modiolus, ainsi que les cellules ganglionnaires du canal de Rosenthal. Dans une série de cas, le nerf auditif avait perdu son enveloppe médullaire, était atrophié, de teinte grise, aplati ou complètement détruit, tandis que le nerf facial, sauf de rares exceptions (Klebs), a paru présenter une plus grande résistance. Il s'agissait le plus souvent de fibro-sarcomes, parfois de gliomes.

Affections du pavillon.

La peau du pavillon est sujette aux exanthèmes aigus et chroniques, tout comme le reste du tégument cutané. Mais l'*eczéma aigu et chronique* du pavillon a toujours été l'objet d'une attention spéciale, car il se présente souvent ici d'une manière isolée et il n'est pas rare de l'observer à la suite d'écoulements purulents de l'oreille. On le rencontre sous la forme d'eczéma humide avec formation de croûtes (eczéma vésiculeux), ou de dartre squameuse (eczéma squameux) dans laquelle la peau est rouge, épaissie, présente une forte desquamation et une grande tendance à la formation des rhagades. Ce qui est caractéristique pour un grand nombre d'eczémas du pavillon, c'est la sécrétion d'un liquide très abondant et l'épaississement du pavillon, qui résulte dans les cas chroniques du développement du tissu conjonctif du derme. L'eczéma se propage fréquemment à l'intérieur du conduit auditif et la membrane du tympan participe alors habituellement à l'inflammation. En pareil cas, l'hypertrophie cutanée peut donner lieu à un fort rétrécissement du méat.

Les femmes et les enfants sont atteints plus fréquemment d'eczéma de l'oreille que les adultes hommes ; les premières notamment sont sujettes à des affections de ce genre pendant la période critique ; chez les enfants le mal a très souvent pour base la scrofule.

Les rares éruptions d'herpès zoster, de pemphigus, les affections syphilitiques primitives et secondaires, le lupus du pavillon ne diffèrent pas notablement par le tableau morbide et la marche des mêmes maladies dans d'autres régions du corps. Sur le pavillon aussi, le lupus produit parfois des destructions considérables et il peut envahir le conduit auditif. En ce qui concerne les affections syphilitiques, Hessler a décrit un cas remarquable de gomme de l'oreille, dans lequel il y eut nécrose partielle du cartilage du pavillon à la suite d'ulcération et d'inflammation du périchondre. Dans ce cas, l'accident primitif avait été suivi directement de formes tertiaires de la syphilis sans période secondaire intermédiaire.

Parmi les affections du cartilage de l'oreille et de son revêtement, il faut ranger l'othématome, la périchondrite et la formation de kystes (Hartmann). L'*othématome* résulte d'un épanchement de sang entre le périchondre et le cartilage ainsi qu'à l'intérieur du cartilage lui-même, quand celui-ci présente des

solutions de continuité résultant d'actions trauma·
tiques (fractures), ou sous forme de pertes de substance pathologiques antérieures. La tumeur est
ordinairement d'un rouge bleu, fluctuante et occupe
généralement les parties supérieures du pavillon ou
la portion supérieure de la conque ; rarement elle
atteint la face postérieure ou s'étend à l'intérieur du
conduit auditif. Le contenu est constitué par du sang
ou un liquide séreux sanguinolent, qui d'ordinaire
reparaît bientôt après évacuation de la tumeur par
la ponction. Suivant la participation du tissu cartilagineux, la guérison a lieu sans déformation notable
de l'oreille externe ou bien avec rétraction, épaississement partiel du cartilage et difformité durable du
pavillon. Abandonné à lui-même, l'othématome persiste longtemps, le passage à la suppuration et à la
formation d'abcès est rare (Hessler, Koll, Leflaive);
par contre, Schwartze a vu fréquemment se produire
la calcification consécutive.

La question, autrefois controversée, de savoir si
l'othématome ne se rencontre que chez les aliénés et
seulement à la suite de traumatismes, est aujourd'hui
tranchée dans ce sens qu'il peut aussi s'observer chez
les non-aliénés, soit à la suite de traumatismes, soit
spontanément, avec cette restriction que dans le
dernier cas des altérations pathologiques du cartilage,
telles que ramollissement, lacunes, fissures, formation
nouvelle ou dilatation de vaisseaux, à la suite de
troubles de nutrition ou de lésions antérieurs du
pavillon, ont vraisemblablement précédé l'othématome. Dans un cas observé par moi, un coup de bâton
reçu quinze ans auparavant et ayant laissé une cica-·
trice et probablement aussi une altération du tissu
cartilagineux, fut l'origine première d'un othématome

survenu plus tard sans cause connue chez un homme bien portant de vingt-cinq ans. Chez les aliénés, les troubles de nutrition du tissu osseux et du tissu cartilagineux sont fréquents, de même que les lésions traumatiques du pavillon et surtout du pavillon gauche, de telle sorte qu'il y a ici réunion de deux facteurs, deux causes qui expliquent le grand nombre des othématomes chez les aliénés. Il est à noter aussi que, d'après Mabille, les vaisseaux des aliénés atteints d'othématome présentent souvent la dégénérescence athéromateuse.

La *périchondrite* du pavillon est rare. Elle donne lieu à la formation d'une tumeur analogue à l'othématome, partant généralement du méat cartilagineux, qui peut s'étendre aux diverses régions du pavillon et même en occuper la face postérieure. Dans les cas publiés par Knapp, Politzer et Benni, l'inflammation n'atteignit pas le lobule ; tandis que celui-ci fut également affecté dans les cas de Roosa, Gruber et Schwabach. La couleur du revêtement cutané est anormale au début et le contenu de la tumeur se montre alors constitué par un liquide aqueux, floconneux, visqueux, plus tard purulent. Le périchondre est détaché du cartilage ; ce dernier se trouve rugueux au contact de la sonde. Schwartze a trouvé des parties du cartilage qui avaient subi la dégénérescence caséeuse et contenaient des dépôts calcaires. Gruber et Bartsch ont observé la nécrose du cartilage. La maladie traîne parfois pendant des mois (Schwabach, Benni), il se forme des conduits fistuleux et la guérison n'a lieu que lorsque les parties malades du cartilage ont été enlevées par une opération (Schwartze). Dans les cas légers, l'abcès résultant de la périchondrite guérit après évacuation du pus sans laisser de difformité (Schwartze, Chimani); dans d'autres cas, il se produit des déformations du pavillon comme à la suite des othématomes (Knapp, Pomeroy). Les causes de l'inflammation sont jusqu'ici inconnues; parfois la périchondrite est précédée d'affections purulentes de l'oreille moyenne. Wendt et Pomeroy décrivent des cas d'otorrhée avec formation d'abcès dans le méat, dans lesquels l'ouverture chirurgicale a été suivie d'affections purulentes du pavillon de longue durée et d'une grande extension. Dans un cas de Knapp également, la suppuration débuta dans le méat cartilagineux et s'étendit au pavillon après ouverture de l'abcès. Jacoby rapporte aussi (à propos du cas de Pomeroy) une observation personnelle de périchondrite du méat cartilagineux, à la suite d'une otite moyenne purulente négligée, avec abcès par congestion consécutifs et participation grave du pavillon. Dans les autres cas, il est difficile de se rendre compte du début de la maladie d'après la description; il est probable, toutefois, qu'en présence d'une otorrhée, il y a eu infection par les microbes contenus dans le pus et que l'élément infectieux a pénétré parfois en dessous du périchondre du méat en suivant la voie établie par l'incision chirurgicale.

Ces cas nettement accusés de périchondrite sont très douloureux, de l'avis unanime des auteurs; mais en dehors d'eux, on rencontre des accumulations non douloureuses et non accompagnées de fièvre, entre le périchondre et le cartilage, d'un liquide clair, légèrement jaunâtre, sans mélange de sang et de globules de pus, d'où résulte la formation d'une tumeur fluctuante dans la concavité du pavillon. Des formations de ce genre ont été décrites en détail par Hartmann, qui les désigne sous le nom de *kystes* du pavillon.

L'auteur rapporte six cas concernant, une femme ex-
ceptée, des personnes saines de corps et d'esprit. Dans
aucun de ces cas on ne constate l'existence d'une lésion traumatique. L'incision mit le cartilage à découvert et la guérison eut lieu rapidement par un
traitement approprié et sans laisser de difformité.
D'après Hartmann, la formation de kystes, de même
que celle d'othématomes, serait précédée de processus
de ramollissement, de dégénérescence fibrillaire du
cartilage et de production de cavités, anomalies qui
ont été décrites déjà antérieurement par Pareidt,
L. Meyer, Pollak et autres ; plusieurs cas décrits sous
le nom d'othématomes devraient, suivant le même
auteur, être rangés parmi les formations kystiques.
Hessler fait remarquer, non sans raison, qu'il doit y
avoir des formes intermédiaires, dans lesquelles le
contenu liquide peut être tantôt purement sanguin,
tantôt séro-sanguin, tantôt purement séreux.

Il faut citer aussi les *inflammations phlegmoneuses*
du pavillon qui ont été observées à la suite de blessures, de piqûres d'insectes, ainsi qu'au cours de maladies infectieuses telles que le typhus, la rougeole,
l'érysipèle. Elles donnent lieu généralement à la formation d'abcès, mais elles peuvent aussi amener la
gangrène du pavillon.

La *gangrène partielle* du pavillon a été observée
par Schwartze, chez une femme, au cours d'une otite
moyenne purulente grave, et sur un enfant de près de
quatre ans en même temps que la carie et nécrose du
rocher. Eitelberg décrit deux cas de gangrène, le
premier concernant un garçon de treize mois atteint
d'otorrhée fétide; dans le deuxième cas, la conque
d'une jeune fille de trois ans bien nourrie fut affectée
de gangrène sèche. La congélation intense peut aussi

donner lieu à la destruction gangréneuse d'une partie du pavillon ; mais, dans les cas moins graves, elle provoque seulement la formation d'engelures ou le développement de dermatites chroniques qui s'exacerbent facilement par un temps froid.

Gruber a observé des *ulcères diphtéritiques* du pavillon, aboutissant même à des pertes de substance du cartilage. Jacobson rapporte également trois cas d'inflammation diphtéritique du pavillon chez des enfants, à la suite d'affections purulentes de l'oreille moyenne, avec ulcération consécutive et formation de membranes diphtéritiques sur le pavillon et dans le méat.

En ce qui concerne les *néoplasmes* du pavillon, on a observé, en dehors des formations malignes déjà citées, des nævi, des télangiectasies, des tumeurs vasculaires érectiles, des angiomes, athéromes, chondromes, papillomes et fibromes. Ces derniers, qui ont de préférence leur siège sur le lobule, sont spéciaux au pavillon, en tant qu'ils se développent généralement à la suite du port de boucles d'oreilles dans la région du trou percé dans le lobule. On a remarqué que les boucles d'oreilles de peu de valeur, en métal facilement oxydable, provoquent fréquemment le développement de fibromes du lobule, et que les négresses y sont plus exposées que les blanches (Knapp). Les tumeurs peuvent atteindre un volume considérable et récidiver, après l'extirpation. Billroth les considère comme du tissu cicatriciel hypertrophique. J'ai trouvé dans une tumeur de ce genre que j'ai soumise à l'examen microscopique, notamment dans le pourtour du trou de l'oreille oblitéré, un entrelacement serré de fibres du tissu conjonctif, et au milieu de ces fibres des amas de petites cellules à gros noyaux, que l'on rencontrait surtout nombreux et pressés dans le voisinage des vaisseaux. Le tissu adipeux paraissait avoir été peu à peu remplacé par la formation nouvelle de tissu conjonctif; le derme, la couche de Malpighi, les follicules pileux et les glandes sébacées étaient restés intacts (1).

Moos a signalé *l'hypertrophie du lobule* par suite d'augmentation de volume des glandes sébacées. Ménière a observé une hypertrophie des deux pavillons, chez un homme de trente-quatre ans, qui s'était produite sans cause connue. Gruber a vu une jeune fille de dix ans avec un gonflement inflammatoire des deux lobules datant déjà de deux ans. Les autres parties des pavillons étaient normales ; la cause et la marche ultérieure ne sont pas connues.

Chez les arthritiques, on rencontre fréquemment des *dépôts de concrétions uriques* dans les parties supérieures du pavillon ; v. Trœltsch a trouvé également dans la partie supérieure du cartilage de l'oreille, chez des jeunes gens sains, des portions dures, mobiles, dans la rainure de l'hélix, qui faisaient l'impression de calcifications et ossifications partielles. Des *ossifications* étendues du pavillon ont été décrites par Bochdalek et Schwabach. Ce dernier, sur un homme de cinquante-neuf ans, a trouvé la partie supérieure des deux pavillons ossifiée jusqu'à la conque proprement dite. Les indurations auraient existé dès la jeunesse. Tout récemment, Linsmayer a publié un cas d'ossification des pavillons chez un homme de soixante-quinze ans. L'ossification affectait l'hélix, la fosse naviculaire et la racine antérieure de l'anthélix. La paroi

______

(1) Anton a décrit récemment un fibrome mou dont le mince pédicule partait d'un point situé entre l'épine de l'hélix et la branche inférieure de la partie bifurquée de l'anthélix.

inférieure du méat, notamment à gauche, présentait aussi des points ayant la dureté de l'os. Linsmayer présume que dans ce cas l'ossification était due à une congélation antérieure.

Affections du conduit auditif externe.

Le revêtement cutané du méat externe n'est pas affecté seulement par des influences nocives venant du dehors ou à la suite de troubles généraux, il participe aussi fréquemment aux hyperhémies et inflammations de l'oreille moyenne. Cela est vrai surtout pour le revêtement du méat osseux. Dans la plupart des cas d'affection sérieuse de l'oreille moyenne, il présente une vive rougeur, en même temps que les couches supérieures de l'épiderme se détachent ; dans les cas graves d'otite moyenne purulente, l'épiderme peut même être soulevé en forme de vésicule par un épanchement séro-hémorrhagique (Schwartze) (1).

La sécrétion des glandes cérumineuses paraît être souvent influencée par les processus irritatifs de l'oreille moyenne. La formation des bouchons de cérumen se relie très fréquemment à des hyperhémies et inflammations chroniques des parties profondes de l'oreille. D'autre part, la sécrétion des glandes cérumineuses peut être augmentée par des irritations mécaniques, chimiques ou inflammatoires de la peau du méat elle-même (corps étrangers, refroidissements). Par suite, il n'est pas rare de rencontrer, en dehors des produits de sécrétion des glandes cérumineuses et sébacées, des accumulations plus ou moins abondantes de lamelles épidermiques à l'intérieur ou à la

---

(1) Des observations de ce genre ont été faites dans des otites moyennes qui s'étaient produites au cours de la dernière épidémie d'influenza.

surface des bouchons. Il ne faut pas confondre avec les bouchons cérumineux proprement dits, les produits cholestéatomateux, les amas épithéliaux que l'on trouve souvent comme résidus d'inflammations purulentes chroniques de l'oreille moyenne et de la membrane du tympan. Le mélange de cérumen leur donne fréquemment une teinte brunâtre, mais ils se distinguent néanmoins des bouchons cérumineux ordinaires par une couleur plus claire et par leur forte adhérence aux parois du fond du méat et à la membrane du tympan. Après les avoir enlevés, on constate souvent des pertes de substance de la membrane tympanique, une myringite chronique ou bien l'affection desquamative a son point de départ dans l'oreille moyenne.

Parmi les *inflammations* de la peau du méat, on distingue les formes circonscrites et les formes diffuses. Les premières, habituellement désignées sous le nom de furonculose, résultent, d'après l'opinion admise jusqu'ici, dans la plupart des cas de l'émigration de microcoques du pus (1), dans les follicules pileux ainsi que dans les glandes sébacées et cérumineuses du méat. Mais Schimmelbusch a montré récemment qu'en frictionnant la peau intacte avec des cultures de staphylocoque, les micro-organismes pénètrent principalement le long des tiges des poils, peu ou pas par les glandes sudoripares et sébacées. L'infection de blessures de la peau par des microcoques du pus n'engendre pas de furoncles, mais des abcès ou des inflammations phlegmoneuses.

---

(1) Lœwenberg a le premier appelé l'attention sur la présence de microcoques dans le pus de ces abcès et y a reconnu plus tard les staphylococcus pyogenes albus, aureus et citreus. Kirchner a trouvé le stap. pyog. alb. (Rosenbach), Schimmelbusch a trouvé les trois sortes de staphylocoques pyogènes indiquées plus haut.

On trouve des tuméfactions isolées ou, dans le cas de plusieurs furoncles, des tuméfactions confluentes, le plus souvent dans le tiers externe du méat. Comme la peau voisine prend part à la tuméfaction, la lumière du conduit auditif est habituellement fortement rétrécie. L'examen sur le vivant devient alors très difficile, et souvent on ne peut savoir s'il s'agit d'un furoncle ou d'un abcès ; on ne peut pas toujours non plus reconnaître le point d'origine de l'affection.

Le furoncle du méat n'a pas une marche différente de celle des furoncles d'autres régions du corps. Après la nécrose du tissu cellulaire, il se forme un petit abcès qui s'ouvre au dehors, après quoi la guérison a lieu dans la plupart des cas. Le furoncle du méat se caractérise uniquement en ce que la guérison est parfois retardée par des granulations qui se développent dans l'ouverture de l'abcès. Le méat une fois atteint est facilement le siège de furonculoses répétées ; et l'otite externe circonscrite se présente parfois sous une forme épidémique.

Depuis que les recherches bactériologiques ont apporté plus de lumière dans l'étiologie de la furonculose, les facteurs étiologiques précédemment invoqués, tels qu'anomalies constitutionnelles, refroidissements, écarts de régime, irritations locales, etc., ont passé un peu à l'arrière-plan. Il n'en reste pas moins à tenir compte de ce fait, que l'existence de désordres constitutionnels généraux ou d'affections locales crée souvent le terrain favorable au développement des microcoques du pus.

Hessler a décrit une *otite externe ex infectione*, qui se distingue de la furonculose en ce qu'elle amène la formation non d'un véritable abcès, mais d'une papule occupant le point d'infection, d'où part la tuméfaction inflammatoire du méat. Le pavillon et son pourtour immédiat participent aussi à l'inflammation lymphangique et les glandes lymphatiques voisines se tuméfient. L'otite se termine par une exsudation séreuse. Blau a observé également des cas de ce genre.

L'otite externe diffuse est le plus souvent compliquée d'une otite moyenne purulente ; dans d'autres cas, elle est provoquée par des exanthèmes aigus ou chroniques. Les inflammations diffuses primitives, limitées au méat et à la membrane du tympan, sont rares chez l'adulte, mais on les rencontre fréquemment dans l'enfance, notamment chez les individus scrofuleux. La question de savoir si des parasites végétaux peuvent provoquer des inflammations dans le conduit auditif normal n'est pas encore tranchée. Il est probable qu'ils ne se fixent pas sur la peau intacte du méat ; dans beaucoup de cas ils ne donnent lieu à aucun symptôme (Bezold, Moos, Siebenmann) ; mais quand ils s'ajoutent à des inflammations déjà existantes ou quand ils pénètrent par des lacunes de l'épithélium, ils exercent une action nocive durable, entretiennent et augmentent l'inflammation. Les irritations mécaniques ou chimiques peuvent aussi provoquer une otite externe diffuse.

L'inflammation diffuse débute par l'hyperhémie, la tuméfaction du derme et le détachement superficiel de l'épithélium, suivis habituellement d'une exsudation séro-purulente et d'une desquamation plus accusée du revêtement épidermique. La couche externe de la membrane du tympan participe presque toujours plus ou moins au processus inflammatoire. Dans les cas légers, non compliqués d'une affection de l'oreille moyenne, la guérison est rapide. Mais si des causes nocives continuent à agir, la maladie peut devenir chronique ; il reste de la rougeur, une exfoliation de l'épiderme et même une production de croûtes qui persistent longtemps ; il se développe parfois des granulations polypeuses pouvant à leur tour donner naissance à des cordons de tissu conjonctif qui relient entre elles les parois du méat. Des atrésies générales ou annulaires, une fermeture membraneuse du conduit auditif peuvent aussi résulter d'inflammations prolongées de son revêtement cutané.

Dans les cas graves, l'affection atteint également les couches profondes du revêtement du méat, il se produit des formes phlegmoneuses de l'inflammation. Suivant la région, le processus infectieux s'étend entre le périchondre et le cartilage ou entre le périoste et l'os, et celui-ci peut alors être mis à nu et atteint de nécrose ; si la marche est moins violente, plus chronique, la périostite amène parfois la production d'hyperostoses et d'ostéophytes, comme nous l'avons dit plus haut. Dans des cas rares, l'inflammation s'étend encore plus loin et l'otite externe peut affecter la parotide, l'articulation maxillaire et même les méninges.

Bezold a décrit le premier *une inflammation diphtéroïde* du conduit auditif externe, se produisant d'une manière indépendante ou comme complication d'une furonculose ou d'une otite moyenne aiguë. L'exsudat est blanc-jaunâtre, gélatineux, avec des stries de sang ; il oppose une résistance élastique à l'étirement et présente sous le microscope un fin réseau fibreux contenant des cellules rondes, des noyaux et des cellules épidermiques. Il se trouve dans le conduit auditif osseux et sur la membrane du tympan, et se détache facilement. La peau sous-jacente est enflée, injectée, mais à peine excoriée ; l'exsudation diphtéroïde peut se répéter plusieurs fois avant que la guérison survienne. Steinhoff a publié 35 cas de ce genre de la pratique de Bezold ; 5 s'étaient développés spontanément, 11 accompagnaient une otite moyenne et 19 des affections de l'oreille externe. Un cas était compliqué d'otomycose. Siebenmann a observé aussi des exsudations croupeuses accompagnant des oto-mycoses du méat. Guranowski a publié un autre cas concernant un patient atteint de suppuration chro-nique de l'oreille moyenne. Il a trouvé dans l'exsudat fibrineux, en dehors de microcoques, le bacillus pyo-genes cyaneus.

L'*inflammation diphtéritique* se distingue de la forme diphtéroïde par la formation d'un exsudat for-tement adhérent qui ne se détache que difficilement de la paroi du méat ulcérée et légèrement sai-gnante et qui se reforme bientôt après arrache-ment. La guérison est lente. L'inflammation diphté-ritique du méat se rencontre en même temps que la dipthérie pharyngienne et nasale ou accom-pagnée d'une otite moyenne diphtéritique, mais elle se développe aussi d'une manière primitive, et il est probable qu'alors il existait auparavant une solution de continuité du revêtement épithélial (Wreden, Moos, Kraussold, Blau). Dans un cas de Blau, une diphtérie pharyngienne ne s'y ajoute qu'au bout de cinq jours. J'ai observé un cas de scarlatine à issue fatale, compliqué de diphtérie nasale, dans lequel les orifices pharyngiens des deux trompes, les trompes elles-mêmes et la muqueuse de la caisse, présentaient une forte injection vasculaire, mais pas de dépôt diphtéritique ; il y avait, par contre, dans le conduit auditif osseux du côté gauche un exsudat diphtéri-tique blanc-gris, solidement adhérent, qui remplissait complètement la lumière du méat. Examinée à l'œil nu, la muqueuse de la membrane du tympan avait été également épargnée jusqu'à ce moment. Les affections diphtéritiques du méat laissent parfois après elles des ulcérations qui peuvent donner lieu, une fois guéries, à de forts rétrécissements et à des oblitérations du conduit.

Les *affections syphilitiques* du conduit auditif sont relativement rares. On observe le plus souvent des condylomes larges, plus rarement des ulcères. Ces derniers se montrent habituellement à l'entrée de l'oreille, sous forme d'une perte de substance ronde à bord taillé à pic et fond lardacé. Gottstein a trouvé chez un syphilitique, à côté d'une otite moyenne purulente, un exsudat membraneux blanc-gris sur la paroi postérieure du méat au voisinage de la membrane du tympan ; après son enlèvement, la peau saignait. J'ai observé aussi chez un patient atteint de syphilis un état analogue, rappelant les membranes diphtéritiques.

L'inflammation diffuse du conduit auditif externe entretenue par le développement de champignons mucédinés se caractérise par une exsudation séreuse et une desquamation épithéliale. On aperçoit dans le fond du méat des masses gris-jaunâtre ou ponctuées de noir, adhérant aux parois du conduit auditif ou à la membrane du tympan ; après les avoir enlevées, elles se montrent à l'œil nu sous la forme de membranes molles, feutrées, souvent en forme de sac, constituées par des cellules épidermiques et en grande partie par les mycéliums et spores de diverses espèces d'aspergillus. Les mycéliums pénètrent dans le réseau de Malpighi de la peau du méat, où ils seraient détruits d'après les observations de Siebenmann. Les hyphen et spores se développent sur la face libre des membranes. Bezold et Politzer ont vu se produire des perforations de la membrane du tympan à la suite de destruction de son tissu de dehors en dedans par le développement de champignons. Dans une préparation, Politzer a trouvé la membrane du tympan traversée par des mycéliums. En présence de perforations de la membrane tympanique, les champignons pénètrent dans la caisse.

Les champignons ne se développent pas dans les cas d'inflammation purulente ; on ne les observe pas non plus dans l'âge infantile. Ils se développent surtout en présence d'une dermatite chronique donnant lieu à une exsudation séreuse neutre ou faiblement acide. D'après Siebenmann, ils modifient l'exsudat séreux par leurs échanges et lui communiquent des propriétés irritantes à l'égard des tissus. Les hommes sont plus sujets que les femmes à l'otomycose.

Parmi les espèces d'aspergillus, c'est l'asp. fumigatus que l'on observe le plus souvent dans le méat auditif de l'homme, car il se développe surtout entre 36°,5 et 39° C. Il est pourtant moins dangereux que l'asp. niger et l'asp. flavus (Bezold, Siebenmann) et son développement dans le méat normal peut même ne provoquer aucun symptôme. L'asp. flavus est le plus rare, parce qu'il demande pour se développer des températures plus basses (Siebenmann).

L'eurotium repens ne donne lieu à aucun symptôme subjectif, on le trouve à la surface de bouchons de cerumen sous forme d'une couche finement laineuse, blanchâtre ou verdâtre. Ses conidies ont une forme ovale allongée et se distinguent par là des formes rondes des autres espèces. L'otomyces purpureus a été trouvé une fois par Wreden ainsi que par S. M. Burnett dans le conduit auditif humain. Le premier considérait ce champignon comme la forme de l'aspergillus niger portant des asci, car à côté des asci il y avait des conidiophores parfaitement développés de l'asp. niger. Burnett regarde l'otomyces purreus comme une forme à part. Siebenmann croit que le périthèque et les asci de l'aspergillus nidulans, un champignon pathogène qu'il a découvert le premier dans l'oreille, correspondent à l'otomyces purpureus de Wreden et Burnett, parce qu'ils prennent une teinte pourpre foncée une fois arrivés à maturité.

Le même auteur a rapporté l'observation, empruntée à la pratique de Bezold, d'un penicillium minimum pathogène, du mucor septatus de Bezold et du mucor corymbifer de Lichtheim, dans le conduit auditif. Ce dernier champignon avait été trouvé déjà par Wagenhaüser et Hückel dans un cas d'otite moyenne et externe. Siebenmann regarde comme identiques le stemphylium de Hallier, le trichothecium roseum de Steudener et le verticillium de Harz-Bezold. Lindt a découvert dans le conduit auditif humain une nouvelle mucorinée pathogène, qu'il désigne sous le nom d'Eurotium malignum, parce que, introduite dans la circulation du lapin, elle détermine une mycose générale à laquelle l'animal succombe au bout de quatre à cinq jours. Sur une jeune fille de neuf ans atteinte d'otite moyenne perforative gauche et d'une affection aphtheuse de la bouche et du pharynx, Valentin a trouvé l'oïdium albicans dans le méat auditif et dans l'oreille moyenne du côté gauche. On ne put reconnaître si les champignons avaient provoqué la suppuration ou s'ils s'étaient ajoutés à une otite moyenne purulente déjà existante. Enfin Kirchner, chez un homme souffrant de pityriasis versicolor du cou et du thorax, a observé des taches brun-jaunâtre dans le méat, contenant dans leurs squames le microsporon furfur d'Eichstedt. Le même auteur a vu aussi le méat affecté de psoriasis.

En ce qui concerne les tumeurs, les polypes proprement dits ont rarement leur point de départ dans le méat, si l'on met à part les excroissances granuleuses qui ont souvent pour origine des parties atteintes de carie de la paroi postéro-supérieure ou des ouvertures fistuleuses de cette paroi. Les verrues et papillomes de la peau du méat sont également rares (v. Trœltsch, Grubér, Rossi, Bing). Gruber a observé des chondromes et des formations kystiques. Les « molluscous tumours » de Toynbee, se développant d'une manière primitive dans le méat, élargissant ce dernier, détruisant la membrane du tympan et pénétrant à l'intérieur de l'oreille, doivent être regardées probablément en grande partie comme des productions cholestéatomateuses, consécutives à des inflammations de l'oreille moyenne et de la membrane du tympan.

Chez une jeune fille de 11 ans souffrant de dureté de l'ouïe, j'ai trouvé les deux méats remplis de masses épithéliales, qui ne purent être chassées par des injections qu'après avoir été ramollies pendant plusieurs semaines par des solutions alcalines et avoir fait des instillations d'huile. Il sortit de chaque conduit *plusieurs* moulages de l'extrémité profonde, ayant la forme et l'aspect d'un demi-haricot ; ils étaient formés d'un revêtement lisse, à éclat nacré, avec de nombreuses lamelles à l'intérieur, dont chacune représentait une couche épidermique détachée de la membrane du tympan et montrant une partie bombée correspondant à l'ombilic. Il est probable que de temps en temps toute la surface épithéliale externe s'était détachée d'une seule pièce et que les lamelles successives étaient restées reliées à la périphérie. Au bout d'un temps plus ou moins long, la peau du méat voisine de la membrane du tympan avait dû se détacher à son tour, former le revêtement extérieur des lamelles agglomérées et les maintenir réunies. C'est ce qu'indiquait la présence de plusieurs de ces formations dans un même conduit auditif. On voyait aussi sur la face externe de l'enveloppe brillante qui correspondait à la membrane tympanique, c'est-à-dire sur la lamelle détachée en dernier lieu, un bombement produit par l'ombilic de la membrane, tel que celui observé depuis longtemps sur les moulages artificiels du méat. Le processus décrit ressemble jusqu'à un certain point aux desquamations épidermiques adhérentes du fond du conduit auditif qui se produisent parfois d'une manière aiguë, dans l'otite externe diffuse, sous la forme de bouts de doigts de gants ; il n'en diffère que par la marche chronique et lente, qui explique la texture lamelleuse du contenu. D'autre part, il faut reconnaître qu'au premier aspect ces tissus peuvent faire l'impression d'un kyste avec stratification concentrique du contenu ; mais l'absence de paroi externe doit faire immédiatement repousser cette hypothèse.

Après l'extraction des tissus décrits, on trouva les membranes du tympan troubles et épaissies, non perforées, mais parsemées de petits points lisses ; l'audition était complètement normale. Wreden a décrit, sous le nom de kératose obturante, des obturations analogues du méat par des masses épidermiques, mais la masse obturante ne s'enlevait que par fragments.

Des *téléangiectasies* s'étendent parfois du pavillon à l'intérieur du méat jusqu'à la membrane du tympan ou s'y développent d'une manière primitive. Todd a décrit une tumeur vasculaire pulsatile du fond du méat, qui couvrait la membrane du tympan et dont l'incision fut suivie d'une forte hémorrhagie. Chez un homme de 21 ans, j'ai observé un *fibrome* partant de la face interne du tragus gauche ; la tumeur, hémisphérique, lisse, avait une large base et obstruait l'entrée du méat. Le néoplasme fut remarqué pour la première fois il y a huit ans et excisé ; il y a trois ans il récidiva et fut opéré de nouveau. La tumeur fut enlevée au moyen de l'anse galvanocaustique, mais, en dépit d'une cautérisation répétée et profonde de la base, elle continua à se développer d'une manière opiniâtre. Deux ans plus tard on retrouvait une tumeur fibreuse pédiculée ; elle n'avait pourtant plus le même siège, mais paraissait provenir du fond du méat.

Affections de la membrane du tympan.

Les maladies de la membrane du tympan sont pour la plus grande partie sous la dépendance de celles du conduit auditif externe et de la caisse ; cette connexion résulte immédiatement des rapports anatomiques. La membrane du tympan n'est que rarement affectée d'une manière primitive à la suite de refroidissements ou de lésions mécaniques ou chimiques. La couche dermique de la membrane participe presque toujours plus ou moins aux affections du conduit auditif externe, tandis que la couche muqueuse est atteinte par les inflammations de la caisse. Pourtant les modifications pathologiques de la muqueuse de la membrane ne marchent pas toujours parallèlement à celles du revêtement de la caisse, elles paraissent parfois ne se produire que plus tard. La membrane propre de la membrane du tympan, autant qu'on peut s'en rendre compte, n'est affectée que d'une manière secondaire par les inflammations de la couche externe ou interne, et elle se montre assez résistante. Dans des maladies graves ainsi que dans des cas chroniques, les couches externe et interne sont affectées de la même façon. Nous devons ajouter que les inflammations secondaires de la membrane tympanique, consécutives à une affection du méat ou de la caisse, passent fréquemment à l'état chronique et persistent opiniâtrément, même alors que l'affection primitive de la partie voisine est déjà améliorée ou guérie. Pour éviter les répétitions, nous allons passer en revue les altérations pathologiques telles qu'elles se présentent habituellement, aussi bien dans les affections primitives que dans les affections secondaires de la membrane du tympan.

Les *hyperkémies partielles et générales* de la membrane sont un phénomène fréquent, ce qui s'explique si l'on tient compte de sa richesse vasculaire ; elles peuvent être provoquées par une irritation d'origine externe, être dues à des troubles de la circulation ou se présenter comme symptôme précurseur ou concomitant de processus inflammatoires. On observe le plus souvent une forte réplétion des vaisseaux qui passent de la paroi postéro-supérieure du méat sur la membrane du tympan et qui courent le long du manche du marteau ; il s'y ajoute fréquemment une hyperhémie de la couronne vasculaire de la périphérie de la membrane. Quand l'hyperhémie atteint un degré plus élevé, les vaisseaux radiaires s'injectent aussi, ou bien toute la membrane présente une rougeur diffuse. Le tableau de la membrane hyperhémiée varie beaucoup sur le vivant, suivant que le revêtement muqueux est le premier atteint par l'hyperhémie et que la rougeur se voit par transparence, ou que ce sont les vaisseaux de la couche dermique qui sont le plus engorgés, suivant aussi que la membrane a conservé son épaisseur normale ou qu'elle présente une infiltration inflammatoire.

Des *ecchymoses* se produisent dans l'épaisseur de la membrane du tympan à la suite de lésions mécaniques des genres le plus divers, par de fortes stases dans le domaine vasculaire de la tête et du cou, par l'ébranlement résultant d'accès de toux, par pénétration de liquides dans les trompes et l'oreille moyenne ; on en observe aussi dans les inflammations de la membrane tympanique au cours des formes graves de maladies infectieuses qui s'accompagnent aussi d'hémorrhagies dans d'autres régions ; enfin dans les inflammations d'oreilles chez des malades dont la force de résistance est diminuée et les tissus sont affaiblis, par exemple dans les otites des patients atteints de dyscrasie scorbutique, de diabète ou de néphrite chronique. V. Trœltsch a le premier observé que des ecchymoses de ce genre situées superficiellement se déplaçaient peu à peu, gagnaient la périphérie de la membrane, puis passaient sur la paroi du méat. Les causes de cette émigration ne sont pas très claires ; on présume qu'elle tient à un développement excentrique de la couche cutanée (V. aussi Moos et Politzer).

Parmi les *inflammations de la membrane du tympan*, on distingue une forme aiguë et une forme chronique. Le tableau objectif de la *myringite aiguë* varie suivant que c'est la couche dermique ou la couche muqueuse de la membrane qui est atteinte la première ou d'une manière prédominante. Si l'infiltration inflammatoire affecte surtout la couche dermique, on trouve la membrane terne et épaissie, aplatie et de teinte rougeâtre, les contours du manche du marteau et de la courte apophyse sont invisibles. Examinée sous le microscope, la couche dermique se montre infiltrée de cellules rondes, surtout dans le pourtour des vaisseaux sanguins fortement engorgés. Parfois il se produit un épanchement séro-purulent en dessous de l'épiderme qui est soulevé en forme d'une ou plusieurs *petites bulles ;* quand celles-ci ont crevé, il en sort un liquide jaunâtre et le derme d'un rouge intense est mis au jour avec sa surface libre ou couverte en partie de croûtes.

S'il y a accumulation circonscrite de globules de pus dans le tissu dermique lui-même, il en résulte de *petits abcès* qui ont leur siège de préférence dans le segment postéro-supérieur de la membrane. Ils s'y présentent sous la forme de bombements d'un gris jaunâtre de la membrane du tympan (Boeck, Schwartze, Politzer). Après l'ouverture de ces abcès, il reste une perte de substance ulcéreuse qui peut guérir ou, dans le cas d'une faible résistance des tissus, amener la perforation de la membrane de dehors en dedans. Dans les cas graves, la couche dermique est infiltrée de corpuscules sanguins et de globules de-pus fortement pressés ; le sang prédomine dans les formes hémorrhagiques. Il y a desquamation de la couche épidermique, le processus de cornification des rangées supérieures de cellules de Malpighi se trouve accéléré.

Comme nous l'avons dit déjà, la *membrane propre* est résistante et reste un certain temps inaltérée en dépit d'une forte tuméfaction et infiltration celluleuse des couches voisines, ou bien elle ne présente que du gonflement et un relâchement de ses fibres. Sa perforation résulte d'actions mécaniques, de la macération produite par l'infiltration séreuse des couches voisines, probablement aussi de la mortification directe par certains germes infectieux ou par leurs produits chimiques. Sous ce dernier rapport, l'action destructive des bacilles de la tuberculose, des germes infectieux de la scarlatine et de la diphtérie vient en première ligne ; elle peut amener la nécrose rapide du tissu de la membrane du tympan sur une grande étendue.

La *couche muqueuse* participe aux inflammations du revêtement de la caisse, avec lequel elle est reliée, sous forme d'hyperhémie, de dilatation des vaisseaux, d'infiltration séreuse et celluleuse, suivant la gravité de l'affection primitive. Dans les processus destructifs, on voit son stroma conjonctif désagrégé par des cellules de pus, et l'on trouve sur sa face externe l'absence d'épithélium et des pertes de substance, de telle sorte qu'il n'y a plus de séparation nette entre le pus qui se trouve à la surface et à l'intérieur.

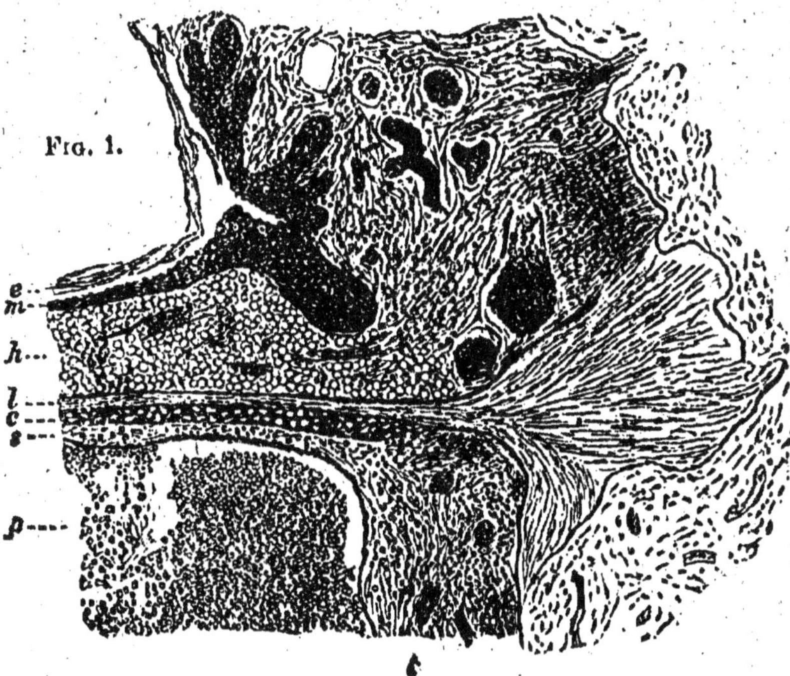

La fig. 1 montre une coupe passant par la périphérie et l'anneau tendineux de la membrane tympanique d'un garçon ayant succombé à une carie tuberculeuse des os du crâne. L'examen du temporal gauche fit découvrir une otite moyenne purulente qui n'avait pas encore amené la perforation de la membrane du tympan ; la myringite n'en est encore qu'à son début. On voit un amas de pus (*p*) du côté de la caisse, dans lequel se trouvaient de nombreux bacilles tuberculeux. La muqueuse de la caisse (*t*) est infiltrée de nombreuses petites cellules, qui ne se rencontrent qu'en moindre quantité dans la couche muqueuse de la membrane du tympan (*s*). La couche des fibres circulaires (*c*) et celle des fibres radiaires (*l*) de la membrane propre sont encore intactes, bien que des bacilles isolés aient pénétré dans la dernière. Que néanmoins le processus inflammatoire ait déjà dépassé les limites de la membrane du tympan du côté externe, c'est ce que montrent la forte réplétion des vaisseaux dans la paroi du conduit auditif et l'infiltration de celle-ci par des cellules rondes. La couche dermique (*h*) de la membrane du tympan présente aussi une tuméfaction due à des dépôts celluleux abondants. L'épiderme (*e*) se détache de la couche de Malpighi (*m*) dont un fort prolongement s'enfonce à la limite entre la peau de la membrane tympanique et celle du méat auditif.

En ce qui concerne le rôle des microbes dans les processus inflammatoires de la membrane du tympan, Habermann a constaté la présence de bacilles tuberculeux dans le tissu des membranes de malades atteints de tuberculose. Weichselbaum a trouvé le bacille de la pneumonie de Friedlænder dans les coupes microscopiques d'une membrane du tympan infiltrée de cellules de pus, ainsi qu'à l'intérieur de ses vaisseaux sanguins, dans un cas d'otite moyenne purulente aiguë. Il s'était déjà formé une petite perforation ; la membrane était tuméfiée, relâchée, colorée en rouge foncé par des ecchymoses et une forte injection. Habermann a vu en outre toutes les couches d'une membrane tympanique d'enfant traversées dans la région de l'ombilic par des amas de staphylococcus pyogenes aureus, qui avaient amené également en ce point la nécrose de la couche muqueuse et de la membrane propre et par suite le début d'une perforation.

Schwartze a décrit l'aspect macroscopique de *nodules tuberculeux* de la membrane du tympan. Le même auteur a vu chez des enfants atteints de tuberculose millaire et dans la tuberculose pulmonaire chronique de personnes adultes « fréquemment des taches jaunâtres, légèrement proéminentes et indurées, qui étaient suivies d'une destruction ulcéreuse rapide de la membrane du tympan ». Hessler décrit aussi des manifestations analogues chez un malade atteint de myringite tuberculeuse.

Dans les *inflammations chroniques* de la membrane du tympan, il s'agit en beaucoup de cas de modifications analogues à celles observées dans la forme aiguë et il est clair qu'on ne peut pas toujours établir une limite précise entre les deux au point de vue anatomo-pathologique. La plus grande partie des inflammations chroniques de la membrane du tympan s'accompagnent de perforation de la membrane et d'otorrhées persistantes ou intermittentes. D'autres sont entretenues par des affections eczémateuses ou scrofuleuses du méat auditif. D'autres enfin dérivent d'otites moyennes non perforatives et présentent des états hyperhémiques, des opacités et épaississements de la membrane du tympan qui persistent longtemps. Dans la myringite chronique, en dehors de l'infiltration celluleuse, on trouve un accroissement du tissu conjonctif et par suite un épaississement des deux couches limites. Parfois la face externe sécrète un exsudat peu abondant, fétide, formant des croûtes; il se forme aussi sur la membrane des granulations, mais elles sont fréquemment en relation avec des affections carieuses de l'anneau tympanal ou des osselets de l'ouïe.

Nassiloff et Kessel ont décrit une forme spéciale et rare d'inflammation chronique de la membrane du tympan sous le nom de *myringite villeuse*. Il s'agissait principalement de petites protubérances villeuses de la couche dermique, en partie isolées, en partie disposées par groupes, qui étaient revêtues dans le cas de Nassiloff d'un épithélium pavimenteux, dans le cas de Kessel d'un épithélium cylindrique et qui contenaient des anses vasculaires. Dans les deux cas, la membrane était épaissie et opaque, la membrane propre remplacée par du tissu conjonctif, les vaisseaux nombreux et dilatés.

Les excroissances de la *couche de Malpighi*, sur lesquelles Moos a le premier appelé l'attention à la suite de l'examen de plusieurs membranes du tympan provenant de phtisiques, présentent aussi de l'intérêt. Cette couche avait non seulement augmenté d'épaisseur, mais elle envoyait des prolongements coniques dans le tissu dermique jusqu'à la membrane propre. Déjà à cette époque Moos admettait que ces cônes pouvaient se cornifier dans les parties profondes et donner lieu ainsi à la formation de produits cholestéatomateux à l'intérieur de la membrane. Cette manière de voir a été confirmée plus tard par les recherches d'Habermann faites également sur des membranes d'individus tuberculeux. Cet auteur a trouvé des bandes du réseau de Malpighi prolongées et ramifiées, dont l'une était cornifiée et présentait sur la coupe l'aspect connu des masses épidermiques imbriquées à la façon du bulbe de l'oignon, tel que nous le rencontrons fréquemment dans des formations polypeuses et verruqueuses ainsi que dans certaines dermatites chroniques.

En présence de cette prolifération de la couche de Malpighi dans les parties profondes de la membrane du tympan, on s'explique que le processus de cornification superficielle ait lieu souvent d'une manière anormale dans les cas d'inflammation chronique, que des masses épidermiques abondantes se forment et se détachent, et qu'il en résulte la production déjà indiquée de masses dites cholestéatomateuses, que nous trouvons fréquemment au fond du méat, adhérant solidement à la membrane du tympan et aux parois voisines du conduit auditif, dans les inflammations chroniques de l'oreille externe et moyenne.

La production de *tumeurs cholestéatomateuses* indé-

pendantes dans la membrane du tympan est incertaine.
Le cholestéatome décrit par Wendt et qui avait pour
point de départ le revêtement endothélial des canalicules lymphatiques entourant les fibres de la membrane propre, reste isolé juqu'ici. Küpper a trouvé un
cholestéatome de la membrane du tympan chez un
tuberculeux. Gruber a enlevé également un petit
néoplasme cholestéatomateux d'une membrane tympanique. Nous ne devons jamais perdre de vue que
la masse principale de ces formations consiste en cellules mortes, cornifiées, souvent désagrégées et que
leur multiplication, c'est-à-dire le développement de
ces tissus épithéliaux, dépend de la couche celluleuse
vivante dont les cellules superficielles fournissent les
produits cornés. En beaucoup de cas, le réseau de
Malpighi participera lui-même à ces processus après
avoir été amené, comme il a été dit plus haut, à un
développement anormal dans les parties profondes ou
en dehors par des affections inflammatoires. Il ne
peut être question de la formation d'une véritable
tumeur que lorsque la couche celluleuse en voie de
cornification appartient à la face interne d'une poche
indépendante, pouvant être détachée du tissu normal.

Les *perforations de la membrane du tympan* se
produisent le plus souvent dans le segment antéro-
inférieur; c'est seulement quand les malades restent
longtemps couchés, par exemple dans les cas graves
de typhus, que le segment postéro-inférieur est plus
fréquemment le siège de la perforation (Bezold). Les
ouvertures de la membrane sont généralement en
forme de fente au début, mais elles prennent bientôt
une forme ronde ou ovale par suite de la rétraction
des fibres élastiques de la couche propre. Plusieurs
perforations peuvent exister l'une à côté de l'autre;

la grandeur de la perforation simple varie beaucoup, suivant que la destruction de la membrane a été plus ou moins étendue ; nous avons dit déjà que la scarlatine, la diphtérie et la tuberculose donnent lieu d'ordinaire aux destructions les plus considérables, de telle sorte qu'il ne reste souvent qu'une étroite bordure de la membrane, ou que le maintien d'un reste du manche du marteau et sa pénétration dans la perte de substance donnent l'aspect connu de la perforation en forme de rein. Les perforations de la membrane flaccide sont généralement en relation avec des affections carieuses des osselets ou du pourtour osseux de la partie supérieure de la caisse.

Les perforations traumatiques ou inflammatoires récentes et de petites dimensions peuvent guérir sans laisser de cicatrice visible ; mais les grandes pertes de substance de la membrane ne sont remplacées dans les cas les plus favorables que par des cicatrices de tissu conjonctif où manque la membrane propre. Dans le cas où ce mode de guérison n'a pas lieu, il reste une perforation dont les bords sont épaissis par le développement du derme, et la membrane propre ou bien s'arrête au bord de la perforation, ou bien se replie en dedans, plus rarement en dehors (Habermann).

Parmi les *reliquats de la myringite* que l'on observe fréquemment, il faut compter les *opacités* d'un blanc gris ou opalines, partielles ou diffuses, qui amènent en beaucoup de cas l'altération ou même la disparition complète du reflet lumineux normal. Elles se limitent parfois à la couche muqueuse et tiennent en partie à l'accroissement de son tissu conjonctif, en partie à des dépôts de molécules graisseuses dans la membrane propre. Ces derniers se montrent sous forme d'opacités annulaires de la périphérie, de bandes radiaires dans la membrane ou d'une manière plus diffuse. Gruber a décrit aussi une opacité marginale spéciale de la membrane du tympan, qui résulterait de l'adhérence des plis après relâchement et plissement de la membrane. En beaucoup de cas, notamment après la guérison d'otites moyennes purulentes, il se forme à côté du dépôt de particules graisseuses des *dépôts calcaires* à l'intérieur et autour des fibres de la couche propre, lesquels se rencontrent le plus souvent dans le segment postérieur ou antérieur de la membrane sous la forme d'une lisière semi-lunaire d'un blanc éclatant. Cependant, on les trouve aussi en d'autres points, dans la portion inférieure, puis notamment dans les cicatrices de la membrane, dans le pourtour de perforations, et leurs contours affectent des formes très variables. Le dépôt calcaire n'est pas toujours limité à la membrane propre ; il s'étend aussi à l'intérieur des couches dermique et muqueuse. Lucae a observé en outre des dépôts de formations calcaires cristallisés (cristaux d'aragonite) dans la couche dermique.

Des cas rares de néoplasie osseuse ont été décrits par Politzer, Wendt et Gruber. Les deux premiers ont trouvé un véritable néoplasme osseux à l'intérieur des parties calcifiées de la membrane du tympan, chez des personnes ayant souffert d'otorrhée. (1). Gruber a constaté la présence de nombreux corpuscules osseux dans un fragment calcifié de la membrane du tympan qui avait été excisé. Récemment Habermann a rapporté un cas semblable.

---

(1) Lincke (Hanb. Vol. I, p. 629) cite déjà quelques cas d'ossification de la membrane du tympan, dont l'un a été communiqué par Cassebohm. Cependant, on ne peut affirmer d'une manière certaine qu'il ne se soit pas agi de simples ossifications.

L'épaississement de la membrane du tympan par formation nouvelle de tissu conjonctif, qui s'observe assez souvent à la suite de l'inflammation, a été signalé déjà à propos de l'inflammation chronique. D'autre part, à la suite d'anomalies de tension de la membrane d'une longue durée, peut-être aussi à la suite de processus inflammatoires (Gruber), il y a parfois disparition atrophique des fibres de la couche propre et il en résulte un *amincissement de la membrane du tympan*. Si l'atrophie des fibres n'est que partielle, de façon à produire une lacune dans la membrane propre, la muqueuse peut être poussée en dehors à travers cette lacune et former avec la couche dermique une saillie herniaire. Dans le cas où l'atrophie de la couche propre est plus étendue et où il y a en même temps pour une cause quelconque obstacle permanent à la ventilation de l'oreille moyenne, la dépression de la membrane du tympan résultant de l'excès de la pression atmosphérique atteint le degré le plus élevé. En l'absence de commémoratifs précis, il est parfois difficile de décider s'il y a atrophie ou formation cicatricielle consécutive à des processus purulents.

Les membranes du tympan portant des parties atrophiées ou des formations cicatricielles sont très sujettes aux *ruptures* dans le cas d'une compression subite de l'air dans le conduit auditif externe, par exemple à la suite d'un coup sur l'oreille ou d'une forte détonation. Les cicatrices de la membrane sont souvent rompues par l'action de se moucher énergiquement ou par des douches d'air dans l'oreille moyenne; la membrane du tympan normale a besoin pour se rompre d'une action indirecte plus intense. Les rétrécissements de la trompe et de larges cavités dans l'apophyse mastoïde (Eysell) favorisent la rupture. Celle-ci se produit le plus généralement dans le segment antérieur ou inférieur de la membrane (Treitel) ; mais le siège varie, quand il existe des parties atrophiées ou des cicatrices, avec la situation de celles-ci, et Politzer l'a rencontrée plus fréquemment dans le segment postérieur que dans le segment antérieur. D'après le même auteur, la guérison aurait généralement son point de départ dans la couche muqueuse, d'après Zaufal dans la couche dermique. Il résulte de recherches faites par Rumler sur des membranes tympaniques de lapins, que c'est d'abord l'épithélium externe qui participe les trois premiers jours à la guérison ; au bout de six heures il montre déjà une prolifération cellulaire. L'épithélium muqueux ne commence qu'au bout de quarante-huit heures à contribuer à la fermeture, mais à un moindre degré. A partir du 3e jour, la prolifération du tissu conjonctif passe au premier plan et amène l'occlusion définitive. La membrane propre participe à peine à la guérison.

Ce qu'on appelle les *anomalies de courbure de la membrane du tympan*, consistant en un bombement partiel ou total en dehors ou en dedans, proviennent d'une part de la présence d'exsudats à l'intérieur de la caisse, d'autre part de la raréfaction de l'air dans l'oreille moyenne et de la rétraction du tendon du muscle tenseur du tympan. Ce sont donc des altérations secondaires de la position de la membrane dues à des actions mécaniques ; elles présentent de l'intérêt au point de vue anatomo-pathologique, en tant que les dépressions persistantes de la membrane du tympan donnent lieu à une tension anormale des fibres de la membrane propre et favorisent ainsi l'atrophie dont nous avons parlé.

Je mentionnerai à cette occasion une particularité présentée par les membranes du tympan, qui n'a été signalée jusqu'ici que par moi. Il y a déjà plusieurs années que j'ai remarqué que la situation des deux membranes, la position des deux manches du marteau n'est pas symétrique, que le manche du marteau du côté gauche apparaît plus horizontal à l'observateur que celui du côté droit dont la direction est plus inclinée. A droite, je vois le reflet lumineux dirigé en bas et en avant, à gauche exactement en bas. Chez les enfants l'asymétrie ne m'a pas paru aussi accusée que chez les adultes.

J'ai été confirmé dans mon opinion par un mémoire de C. Hasse où il est question de l'asymétrie de la face de la Vénus de Milo. Hasse constate que sur des têtes d'ailleurs bien conformées d'hommes et de femmes il a toujours observé une asymétrie des parties situées au-dessus de la bouche. L'œil gauche serait plus haut et plus près de la ligne médiane que l'œil droit, l'oreille gauche serait également plus élevée, la cavité crânienne gauche plus large que la droite, etc.

Pour me rendre compte de la position normale des membranes du tympan, j'ai examiné cent soldats. Soixante-six entendaient le tic-tac d'une montre (s'entendant normalement à dix mètres) à sept mètres de distance et comprenaient le langage murmuré à cette même distance (Je ne disposais pas d'un plus grand espace pour mon examen). Parmi les trente-quatre entendant moins bien, il n'y en avait que quatorze sachant qu'ils avaient eu une maladie d'oreille dans leur jeunesse. La portée de l'ouïe était huit fois diminuée également des deux côtés, onze fois davantage à droite et quinze fois davantage à gauche. En dépit de la bonne audition du plus grand nombre, quatre-vingt-douze soldats présentaient des opacités plus ou moins accusées des membranes, quelques-uns des reflets lumineux mats, d'autres des cicatrices et calcifications. Dans huit cas seulement les membranes tympaniques pouvaient être considérées comme *complètement normales*. *Mais, dans tous les cas, la plus grande horizontalité du manche du marteau du côté gauche était évidente et l'emportait encore quand la membrane droite présentait une rétraction pathologique.* Même en mettant à part les quinze cas où la portée de l'ouïe était plus fortement diminuée à gauche qu'à droite, il reste encore 85 0/0 des cas en faveur de l'asymétrie signalée. La constatation de ce fait a naturellement la plus grande importance au point de vue de l'appréciation des rétractions pathologiques de la membrane.

L'examen de la membrane tympanique gauche du côté interne sur des préparations anatomiques ne fournit pas de nouveaux renseignements relatifs à l'asymétrie. Quelquefois le manche du marteau du côté gauche m'a paru former un angle plus petit avec le col du marteau que celui du côté droit ; sur d'autres préparations, on ne remarquait aucune différence. *Je présume, par conséquent, que l'anneau tympanal gauche est plus fortement incliné sur l'horizon que l'anneau tympanal droit.*

Quant aux *néoplasmes* provenant de la membrane du tympan, celle-ci n'est que rarement le point de départ de gros polypes. V. Trœltsch a disséqué une membrane tympanique dont toutes les couches étaient atteintes de dégénérescence polypeuse ; dans les cas de Borberg et de Moos, le marteau était inclus dans une tumeur polypeuse et fut enlevé avec cette dernière. Miot a décrit également une tumeur fibreuse provenant du manche du marteau ; Buck, un angiome caverneux ayant la même origine. Baratoux a trouvé de petites gommes sur la membrane du tympan d'un malade syphilitique. Enfin Wagenhaüser a observé un cas de nævus cutaneus vinosus, occupant le côté droit de la face et la région auriculaire droite, qui s'étendait de la paroi postéro-supérieure du méat auditif sur le segment postérieur de la membrane.

Affections de la Caisse.

*Hyperhémies et hémorrhagies de la muqueuse
de la caisse.*

En dehors des hyperhémies qui précèdent ou accompagnent les inflammations de la muqueuse de la
caisse, il en est d'autres qui sont dues à des troubles
de la circulation faisant obstacle au retour du sang
veineux dans le cœur droit, par exemple dans les
affections du cœur et des poumons dans les cas de
tumeurs dans le domaine de la veine cave supérieure.
Les processus de tuméfaction et de rétraction de l'espace naso-pharyngien qui gênent la circulation dans
les plexus veineux voisins, par exemple l'hypertrophie des amygdales, les hyperplasies du tissu adénoïde,
les fortes tuméfactions de la muqueuse pituitaire, les
obstacles dans le domaine des veines faciales antérieure et postérieure, interviennent aussi comme
causes de stase passive dans les veines de la caisse.

Les obstacles apportés à la fonction normale des
trompes, en empêchant le renouvellement de l'air
contenu dans la caisse, sont aussi des causes l'hyperhémie. L'air qui ne circule pas est absorbé en partie par les vaisseaux de la muqueuse et la raréfaction
de l'air qui en résulte détermine à son tour la congestion de ces mêmes vaisseaux. Nous rencontrons ici
non seulement les tuméfactions si fréquentes de la
muqueuse tubaire, mais encore la parésie des trompes
ainsi que la compression de celles-ci par des tumeurs
qui se développent dans leur voisinage, le rétrécissement de l'orifice pharyngien par formation cicatricielle, par des hyperplasies du tissu adénoïde.

Les vaisseaux engorgés par suite de l'aspiration résultant de la fermeture des trompes donnent issue en beaucoup de cas à une transsudation séreuse qui remplit en partie la caisse. Ce processus est généralement regardé comme étant purement physique et non inflammatoire. En tout cas, il est à remarquer que Scheibe n'a pu découvrir aucun micro-organisme dans ces exsudats séreux de la caisse.

La couleur de la muqueuse hyperhémiée de la caisse varie naturellement suivant le degré de la congestion et la prédominance de la réplétion vasculaire du côté des artères ou des veines. Sur le cadavre, on trouve le plus souvent une teinte rouge livide ou rouge-violet, fréquemment aussi une teinte rouge-brun. En beaucoup de cas, les vaisseaux apparaissent à la surface de la muqueuse sous la forme de réseaux délicats, comme à la suite d'injections artificielles.

Les rapports anatomiques des vaisseaux dans les couches périostiques profondes du revêtement de la caisse sont de la plus grande importance. De nombreux rameaux vasculaires pénètrent dans l'os avec les prolongements périostiques et sont peut-être entourés d'espaces périlymphatiques ; on ne saurait assez insister sur ce fait, que l'os prend part ainsi à toute hyperhémie importante de la muqueuse aussi bien dans les affections aiguës que dans les cas chroniques. Ces rapports ont, on le conçoit, une influence particulière sur la paroi labyrinthique et nous reviendrons à plusieurs reprises sur ce sujet pour mettre en évidence la participation des parties voisines aux affections du revêtement de la caisse et l'influence exercée de cette manière dans d'autres domaines par les maladies de l'oreille moyenne.

En présence de troubles de nutrition des parois vasculaires, de composition anormale du sang, il peut

4.

se produire des *extravasations sanguines* plus ou moins considérables dans la muqueuse et même des épanchements libres dans la caisse, surtout si les causes indiquées d'hyperhémie interviennent. Telles sont les extravasations sanguines que l'on observe chez les scorbutiques et dans les cas de leucémie. Des hémorrhagies de l'oreille se produisent aussi parfois chez des malades atteints de néphrite chronique, probablement par suite de l'hypertrophie du cœur et des altérations vasculaires qui accompagnent fréquemment cette maladie (Schwartze, Trautmann). Bürkner a appelé l'attention sur des états congestifs de l'oreille pendant la grossesse, lesquels donnent lieu à des épanchements sanguins, notamment quand l'organe auditif y est déjà prédisposé par des affections antérieures. De violents ébranlements, par exemple les accès de toux dans la coqueluche, peuvent encore provoquer des hémorrhagies dans la muqueuse de la caisse. Des actions traumatiques directes, la strangulation sont en outre la cause d'ecchymoses et d'extravasations sanguines présentant de l'intérêt au point de vue médico-légal.

Les hémorrhagies constatées par Trautmann dans des cas d'endocardite à issue fatale offrent un intérêt spécial. Elles s'étaient produites à la suite d'embolies de petites artères de la muqueuse de la caisse. Les vaisseaux étaient obstrués par des micrococques; les extravasations, qui avaient laissé dans quelques cas un caillot fibrineux dans la caisse, provenaient de la rupture de petits vaisseaux nécrosés ou d'engorgement.

Trautmann et Moos ont observé des épanchements dans la caisse dans l'angine diphtéritique. Ce dernier auteur rapporte le cas d'une jeune fille atteinte d'angine diphtéritique et de rougeole, chez qui on constata aussi de l'albuminurie ; pendant la convalescence, à la suite d'un violent éternuement, il se produisit un épanchement de sang dans la caisse droite, qui ne se résorba que peu à peu.

Les hémorrhagies qui surviennent parfois dans l'oreille moyenne de diabétiques sont habituellement le prélude d'une otite moyenne hémorrhagique (V. un cas de Raynaud).

Inflammations de la muqueuse de la caisse.

Il n'est pas possible actuellement de classer les otites moyennes *aiguës* d'une manière en tous points satisfaisante, car, d'une part, les recherches relatives aux causes n'ont pas encore complètement abouti, et, d'autre part, on rencontre un grand nombre de nuances intermédiaires entre les diverses formes d'inflammation. Il convient donc de conserver provisoirement la classification consacrée en otites moyennes simples non purulentes et otites moyennes purulentes.

En ce qui concerne les inflammations *chroniques*, les formes purulentes chroniques constituent un groupe bien délimité, aussi bien au point de vue anatomique qu'au point de vue clinique. Mais il en est autrement des inflammations chroniques simples, de ce qu'on appelle les « catarrhes chroniques de l'oreille moyenne » et du « processus scléreux ». On a réuni sous ces noms un grand nombre de cas dans lesquels le processus pathologique ayant existé initialement dans la caisse *est à vrai dire terminé*, mais a laissé des résidus qui sont la cause de troubles fonctionnels ; ou bien ils ont été étendus à des cas où des affections labyrinthiques se sont ajoutées à la lésion initiale de la caisse. Le mot « chronique » s'applique dans la plupart des cas à des lésions qui persistent après avoir donné naissance d'abord à la maladie d'oreille, entretiennent une congestion permanente de l'oreille ou donnent lieu d'une autre façon à des récidives passagères de l'inflammation, plutôt qu'à la durée du processus inflammatoire lui-même. Tel est le cas notamment des rétrécissements congénitaux ou acquis des fosses nasales qui viennent en première ligne au point de vue étiologique, puis du rétrécissement congénital des trompes osseuses, des caisses et des fenêtres labyrinthiques (v. Trœltsch). Il convient donc de restreindre de plus en plus le sens du « catarrhe chronique de l'oreille moyenne », car il n'indique pas suffisamment le caractère des processus inflammatoires arrivés à leur terme, des *reliquats de l'inflammation*.

Les cas légers de l'inflammation aiguë, que l'on désigne habituellement sous le nom de *catarrhes aigus de l'oreille moyenne*, se produisent généralement à la suite d'une rhinite récente, d'un catarrhe pharyngien ou d'une angine, affections que l'on considérait autrefois comme les suites d'un refroidissement. L'apparition parfois épidémique de ces formes d'inflammation et les recherches bactériologiques dont il sera question plus loin permettent de supposer que des germes infectieux organisés jouent ici un rôle et que le refroidissement mis en cause a seulement déterminé dans les régions affectées de la muqueuse un état congestif qui les a rendues plus propres à la pénétration et au développement de ces germes. A l'appui de cette manière de voir, nous pourrions citer le fait que les formes bénignes de l'otite moyenne se rencontrent aussi dans des maladies infectieuses, telles que le typhus, la rougeole, la tuberculose, quand celles-ci se manifestent et évoluent également sous une forme légère. Il est probable que dans ces cas la maladie générale ne fait que rendre le revêtement de la caisse plus favorable au développement des germes qui produisent le catarrhe.

L'inflammation catarrhale débute par une hyper-hémie de la muqueuse de la caisse, suivie de tuméfaction par infiltration séreuse du tissu muqueux, et en beaucoup de cas d'une exsudation séreuse dans la caisse. L'exsudat contient des corpuscules sanguins isolés, des cellules épithéliales et des produits qui en dérivent ; il ne remplit ordinairement que la partie inférieure de la caisse et se voit sur le vivant en dessous de la ligne de rencontre de sa surface avec la membrane, quand celle-ci est transparente, non épaissie. L'aspect présenté par la membrane du tympan est du reste variable, suivant que l'injection des vaisseaux de la muqueuse persiste ou a déjà diminué ; suivant aussi qu'il y a ou non refoulement de la membrane par la pression atmosphérique à la suite d'un rétrécissement de la trompe. Souvent la membrane présente une infiltration séreuse, un éclat humide et une teinte olive foncée ou jaune-brunâtre. Même dans cette forme légère de l'inflammation, il y a parfois ramollissement d'une petite partie de la membrane du tympan, il se produit une ouverture en forme de fente, l'exsudat est évacué et la fissure de la membrane se ferme habituellement de bonne heure. L'inflammation catarrhale de la muqueuse de la caisse peut rétrograder d'une manière complète, mais elle laisse une tendance aux rechutes qui produisent fréquemment des altérations durables, notamment des épaississements de la muqueuse et des adhérences conjonctives dont nous parlerons à propos des issues de l'inflammation.

Dans d'autres cas, à la place d'un exsudat séreux, on trouve un liquide plus consistant, mielleux ; ou bien il s'agit d'une masse gélatineuse, souvent diffi-cile à détacher des recoins et sinuosités de la caisse, qui peut provenir, d'une part, de la présence d'une grande quantité d'éléments épithéliaux désagrégés, d'autre part, de la résorption partielle de la partie liquide.

Dans les *formes graves* de l'otite moyenne aiguë, l'exsudat est *purulent* ou *muco-purulent*. En cas de fragilité particulière des parois des capillaires, pouvant provenir de causes constitutionnelles ou d'une action particulière sur les parois vasculaires des microbes provoquant l'inflammation purulente, le sang prédomine dans l'exsudat, notamment au début de l'inflammation. Ces cas sont habituellement désignés sous le nom d'otites moyennes purulentes hémorrhagiques.

La muqueuse de la caisse ainsi que le revêtement membraneux des osselets de l'ouïe sont fortement épaissis et ramollis dans l'inflammation purulente, et la cavité tympanique peut être presque complètement obstruée ; ils sont infiltrés de cellules rondes et de corpuscules sanguins accumulés en grand nombre ; leurs vaisseaux, notamment les veines, sont engorgés, rompus par endroits. L'épithélium de la muqueuse est néanmoins assez souvent conservé ou il se régénère rapidement. L'hyperhémie s'étend à l'intérieur de l'os et se fait sentir aussi généralement dans le laby-rinthe. La membrane du tympan n'est pas non plus une barrière pour l'hyperhémie inflammatoire ; les parois du méat, notamment au fond du conduit, sont affectées. L'inflammation purulente s'étend très souvent à la muqueuse de l'antre mastoïdien et aux cellules mastoïdiennes et, suivant la gravité de l'infection, y donne lieu à une affection passagère de la muqueuse ou à la formation d'abcès, ou encore à une ostéite aiguë ou chronique. La muqueuse de la trompe osseuse participe toujours aussi à l'inflammation dans les cas graves.

L'exsudat est formé pour la plus grande partie de globules de pus auxquels sont mêlés des corpuscules sanguins ; il contient en outre des cellules épithéliales, des détritus et des micro-organismes.

Dans la plupart des cas d'otite moyenne purulente, il se produit au bout de quelques jours une perforation de la membrane du tympan. La macération, plus souvent peut-être la nécrose directe du tissu, donne lieu à des pertes de substance dont nous avons déjà parlé à propos des affections de la membrane du tympan ; pourtant il se produit aussi des inflammations purulentes sans perforation de la membrane, quand celleci est déjà épaissie et rendue plus résistante par des affections antérieures.

La nécrose du tissu dont nous venons de parler peut atteindre aussi, dans des cas graves, d'autres parties de la muqueuse et favoriser l'intervention d'affections carieuses par la dénudation de l'os.

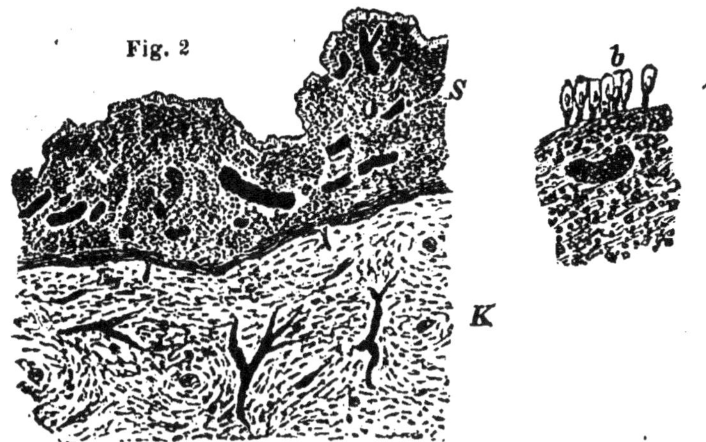

La figure 2 montre un fragment de la muqueuse de la

caisse d'un enfant, mort au cours d'une otite moy·nne
purulente aiguü (K, os; S, muqueuse). L'hyperhémie des
vaisseaux, l'épaississement considérable et la forte infil-

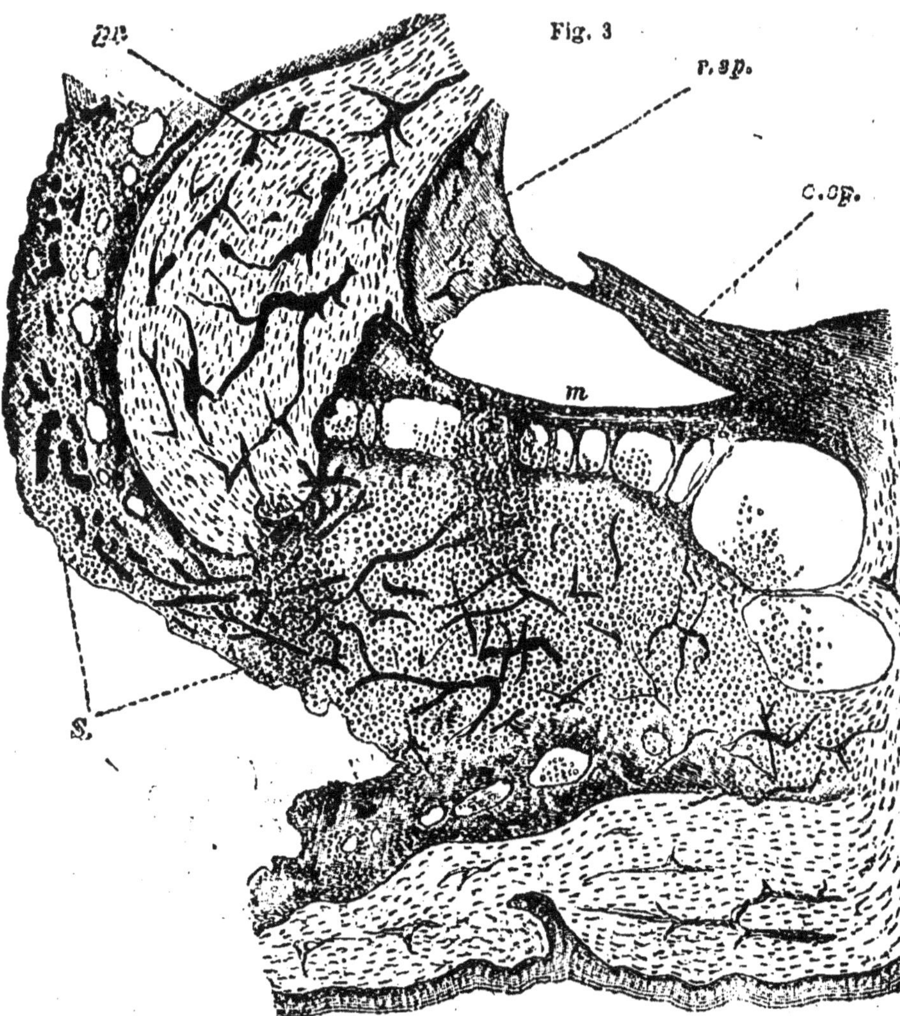

tration celluleuse de la muqueuse sont bien visibles. En
dépit de la forte inflammation, l'épithélium est conservé.
Il est constitué ici par des cellules cylindriques ciliées (b),
parce que la coupe a été faite sur la paroi labyrinthique

au voisinage de l'orifice tympanique de la trompe.

Figure 3. Cette préparation provient également de l'enfant dont il vient d'être question. La coupe a atteint le promontoire (*pr*), la membrane de la fenêtre ronde (*m*), le ligament spiral (r. sp.) avec la crête spirale (c. sp.). La muqueuse (S) se comporte ici comme dans la figure 2, cependant il y a dans la couche périostique de plus fortes lacunes, qui doivent être considérées comme les coupes transversales de veines dilatées dont le contenu a disparu pendant la préparation. La muqueuse de la niche de la fenêtre ronde est traversée par des cellules en masses compactes et fortement hyperhémiées. *Le passage des vaisseaux périostiques dans l'os et leur connexion avec le réseau vasculaire de la substance osseuse amplement pourvue de sang se voient nettement en un point.* La forte réplétion des vaisseaux dans le ligament spiral est aussi marquée dans la figure. Enfin, il y a des formations nouvelles adhésives, des filaments de tissu conjonctif qui relient la membrane de la fenêtre à la muqueuse de la niche et ont déjà déterminé une courbure anormale (légèrement convexe en dehors) de la première.

En ce qui concerne les micro-organismes qui peuvent provoquer des inflammations aiguës de la muqueuse de l'oreille moyenne, nous renverrons aux recherches intéressantes de Netter, Weichselbaum, Zaufal, Moos, Rohrer, Scheiba, Habermann et Gradenigo, car les résultats de l'examen bactériologique n'ont pas encore fourni des données définitives relativement à l'étiologie et à la marche des affections de l'oreille moyenne. Nous nous bornerons en conséquence à une revue rapide des observations les plus intéressantes. Weichselbaum a trouvé le bacille pneumonique de Friedlaender dans un cas d'otite moyenne purulente, compliquée d'une affection de l'apophyse mastoïde, d'inflammations phlegmoneuses du cou, de pneumonie et de néphrite. Zaufal a vu le même bacille dans l'exsudat séro-sanguin évacué par la paracentèse dans une otite moyenne aiguë; dans un autre cas, l'exsudat muco-grumeleux contenait le diplocoque de la pneumonie de Frænkel. Le même auteur a trouvé ultérieurement, dans l'exsudat, sur douze cas d'otite moyenne perforative, quatre fois le diplocoque de la pneumonie de Frænkel, cinq fois le streptocoque pyogène, deux fois le staphylococcus pyog. aureus, une fois le micrococcus tetragenus de Gaffky. Moss a constaté la présence du diplocoque de la pneumonie de Fraenkel dans des cas d'otite moyenne purulente compliqués d'affections de l'apophyse mastoïde, de formation d'abcès, de carie, pyohémie et abcès du cerveau, à côté du streptocoque pyogène ; ce dernier se trouvait aussi notamment dans des masses cholestéatomateuses. D'après l'avis de Moos, le pneumocoque aurait donné naissance à l'otite, le streptocoque aux complications graves. Dans onze cas d'inflammation purulente, Netter a trouvé neuf fois le streptocoque pyogène, deux fois le diplocoque de Fraenkel. Habermann a vu une inflammation purulente hémorrhagique grave, avec nécrose partielle de la muqueuse de la caisse et du tissu de la membrane du tympan, produite par le staphylococcus pyog. aureus. Le même auteur a trouvé aussi les staphylocoques dans les parois des vaisseaux, ce qui explique la forme hémorrhagique de l'inflammation. Scheibe a examiné l'exsudat avant la rupture de la membrane du tympan dans onze cas d'otite moyenne aiguë ; il a trouvé deux fois le streptocoque pyogène, deux fois le staphylococcus pyog. albus et deux fois le staphylococcus pyog. tenuis; une fois le diplocoque de la pneumonie, deux fois des bâtonnets (il s'agissait d'exsudat *non* fétide, tandis que Rohrer a pu trouver des bacilles *seulement* dans des exsudats fétides), une fois le streptocoque pyogène avec le staphylococcus pyog. albus et une fois avec le diplocoque de la pneumonie.

Levy et Schrader ont examiné l'exsudat dans quatorze cas d'otite moyenne; dix fois il fut obtenu par la paracentèse, quatre fois il provenait de suppurations anciennes. Le plus souvent, ils ont trouvé le diplocoque de Fraenkel; dans les autres cas, un mélange de divers micro-organismes. Dans un cas à terminaison fatale, il y avait un diplocoque non encore décrit.

Comme, d'après les recherches de Weichselbaum et de Zaufal, le pneumo-bacille de Friedlaender a provoqué une fois une otite purulente grave avec affection de l'apophyse mastoïde, maladie générale et issue fatale, une autre fois une inflammation simple avec exsudat séro-sanguin ; comme, d'autre part, le diplocoque de la pneumonie de

Frænkel a donné naissance dans un cas à un exsudat muco-grumeleux de la caisse, dans d'autres cas à une otite moyenne purulente, il semble résulter de ces observations que la nature de l'exsudat de même que le degré de l'inflammation ne dépendent pas uniquement de la présence d'un microbe déterminé, mais que le même germe peut provoquer des affections ou plus légères ou plus graves. Les observations récentes relatives au streptocoque pyogène confirmeraient cette manière de voir : d'après Netter, Zaufal, Moos et Scheibe, il donnerait lieu en quelques cas à des affections très graves avec abcès par congestion, thrombose et pyohémie, tandis que Scheibe, Levy et Schrader l'ont trouvé aussi dans des cas bénins d'otite moyenne.

Les recherches de Zaufal nous montrent en outre que même la caisse normale du lapin ne serait pas exempte de germes, et nous savons déjà que le diplocoque de la pneumonie se rencontre dans la salive (Netter) et dans la sécrétion nasale (Thost) de l'homme sain. *La présence des microcoques ne suffit donc pas toujours* pour provoquer une inflammation, il y faut d'autres conditions et ces conditions doivent être cherchées dans une moindre force de résistance des tissus atteints, laquelle peut provenir de maladies générales aiguës et chroniques les plus diverses, d'un refroidissement, de troubles nerveux, de traumatismes et d'autres influences. D'autre part, le degré de l'inflammation, la marche bénigne ou grave des cas seraient dus à un degré variable de virulence des germes infectieux, tel que nous l'observons dans les périodes d'accroissement et de décroissance des épidémies. Enfin, si l'on tient compte de la possibilité d'infections mixtes avec leurs combinaisons les plus diverses, de l'altération du tissu muqueux par un microcoque favorisant le développement ultérieur d'un deuxième ou troisième germe, de l'existence de plusieurs espèces de streptocoques difficiles à distinguer les unes des autres, si nous nous rappelons que nous ne connaissons même pas encore les germes infectieux de plusieurs maladies générales exerçant sur l'oreille une influence extrêmement pernicieuse, telles que la scarlatine, la parotidite épidémique, la rougeole, il résulte de tout cela qu'actuellement nous ne sommes pas encore en état de résoudre d'une manière définitive les questions concernant l'étiologie de l'otite moyenne (1).

Reliquats des Inflammations.

Les conséquences des inflammations de la caisse, en dehors du retour à l'état normal, sont de nature diverse. On trouve très fréquemment, comme reliquats de la *forme catarrhale simple*, des lamelles ou filaments délicats de tissu conjonctif, reliant différentes parties des parois de la caisse aux osselets de l'ouïe ou ces derniers entre eux. Les branches de l'étrier sont souvent soudées à la niche de la fenêtre ovale, l'intervalle entre les branches occupé par une lame de tissu conjonctif; ou bien la gaine fibreuse du tendon du muscle tenseur du tympan est épaissie, son attache au col du marteau élargie par la prolifération du tissu conjonctif. Dans d'autres cas, on trouve la longue apophyse de l'enclume soudée au manche du marteau par du tissu conjonctif, l'articulation du marteau et de l'enclume reliée au toit de la caisse par des pseudo-ligaments. Une formation d'une importance spéciale est celle de pseudo-membranes connectives qui ferment souvent complètement l'entrée de la niche de la fenêtre ronde et sont en outre habituellement reliées par des filaments à la membrane secondaire; la rétraction de ces fils peut amener un bombement en dehors de cette

---

(1) Les remarques qui précèdent étaient écrites lorsque ont paru les communications de Bordoni, Uffreduzzi et Gradenigo sur des recherches bactériologiques relatives à l'otite moyenne. En examinant l'exsudat purulent d'otites moyennes perforatives aiguës et d'otites moyennes chroniques, ainsi que le liquide obtenu par la paracentèse dans un cas d'otite moyenne à la suite de l'influenza, ces auteurs ont trouvé des microcoques en chaînette; examinés de près, ce n'était pourtant pas des streptocoques, mais des diplocoques encapsulés en forme de lance. Par suite des résultats d'inoculation, ils considèrent ces organismes comme des diplocoques de Frænkel *affaiblis*.

membrane et mettre obstacle à son fonctionnement. Les adhérences membraneuses qui se produisent entre l'articulation du marteau et de l'enclume, les ligaments du marteau et les poches de la membrane du tympan ont aussi de l'importance; elles favorisent une fermeture plus ou moins complète de la logette supérieure de la caisse (coupole [Kuppelraum] de Hartmann) ou la formation de diverticules, d'où résulte un obstacle à l'écoulement du pus, un retard de la guérison quand des inflammations purulentes surviennent dans ces cavités.

Des adhérences conjonctives délicates peuvent aussi provenir de l'époque de la régression du bourrelet muqueux fœtal de la caisse. Elles ne se distinguent pas des formes plus tardives; pourtant, d'après les recherches de Gradenigo, elles n'auraient jamais leur insertion sur la surface muqueuse de la membrane du tympan.

Politzer et Kessel ont trouvé dans des néoplasmes conjonctifs des corpuscules spéciaux, tantôt ovales, tantôt en forme de poire ou de massue, de 0,1 à 0,9 mill. de diamètre, qui sont recouverts d'épithélium et présentent une texture fibreuse avec stries concentriques. Ces tissus sont portés par des pédicules minces passant par l'axe longitudinal, ce qui leur donne une certaine analogie avec les corpuscules tactiles de Paccini, sauf que le pédicule ne contient pas d'éléments nerveux. Politzer les regardait autrefois comme des tissus pathologiques, mais aujourd'hui il y voit des résidus du bourrelet muqueux fœtal.

A la suite du retour fréquent d'inflammations catarrhales ou d'hyperhémies chroniques, la muqueuse de la caisse subit des modifications durables. Dans les cas légers, elle est d'un blanc gris et un peu plus épaisse que normalement; dans d'autres cas, on la trouve fortement épaissie par augmentation de son tissu conjonctif et d'une teinte en rapport avec l'hyperhémie veineuse. Dans des cas de ce genre, Wendt a observé fréquemment des reliefs de la surface en forme de plis ou de nodules, villosités ou bosses fermes, pédiculés; il considère ces derniers comme de petits polypes. Ils sont constitués par du tissu conjonctif présentant une infiltration séreuse et recouvert d'un épithélium pavimenteux ou cubique, et contiennent de larges capillaires à mince paroi. Des kystes ou canaux fistuleux peuvent résulter de la réunion de plusieurs villosités.

Quand il y a rétraction du tissu conjonctif de formation nouvelle à l'intérieur de la muqueuse, celle-ci subit la transformation désignée sous le nom de *sclérose*, qui se fait sentir surtout dans les couches profondes, périostiques. Les fibres du tissu conjonctif se montrent plus compactes, analogues au tissu tendineux et contiennent des dépôts calcaires; il se forme des dépôts sur la paroi labyrinthique, dont la face externe normalement lisse et brillante devient mate et rugueuse et présente même souvent de petites saillies épineuses ou des hyperostoses circonscrites. Les osselets et leurs articulations perdent leur mobilité par suite de la rétraction et de l'induration de la muqueuse qui les recouvre, par suite aussi du dépôt de particules calcaires dans les cartilages articulaires et dans les appareils ligamenteux. La fixation fréquente de la base de l'étrier dans la fenêtre ovale, par dépôt de sels calcaires dans le ligament annulaire et dans le revêtement cartilagineux de la fenêtre, est d'une importance capitale. La membrane de la fenêtre ronde se calcifie aussi quelquefois.

On sait que ces altérations scléreuses de l'oreille moyenne, qui paraissent être des résidus de processus périostiques, se produisent non seulement à la suite de récidives fréquentes d'otites moyennes simples, mais peuvent aussi se développer d'une manière lente, de telle sorte que d'ordinaire il existe déjà des troubles fonctionnels graves quand les malades viennent se faire examiner. En pareils cas, la muqueuse de la membrane du tympan ne participe habituellement pas à l'affection, ou seulement à un faible degré. Cependant il y a souvent une vive injection des vaisseaux du manche du marteau qui persiste longtemps, parfois d'une manière intermittente, tantôt du côté droit, tantôt du côté gauche. *Nous devons attacher la plus grande importance à l'hyperhémie chronique de la muqueuse de la paroi labyrinthique, constatée pour la première fois par Schwartze et qui est visible à travers le segment postérieur de la membrane du tympan, quand celle-ci est transparente.* La mobilité du manche du marteau, généralement gracile, blanc et bien en relief, est diminuée par suite de la fixation ou de l'ankylose de l'articulation du marteau et de l'enclume. La niche de la fenêtre ovale, celle-ci elle-même, ainsi que le ligament annulaire de la base de l'étrier, paraissent particulièrement disposés aux affections scléreuses, car l'issue la plus fréquente de ces dernières est la synostose de l'insertion de l'étrier dans le vestibule. Un autre fait très digne d'attention, c'est que le revêtement périostique de la face interne de la base de l'étrier participe parfois à l'affection, ce qui donne lieu à un épaississement par hyperostose et à des dépôts annulaires ou centraux, et que ces dépôts peuvent s'étendre plus loin sur la paroi interne du vestibule.

Le véritable caractère des processus scléreux à évolution lente et insensible est encore assez obscur. L'occasion de recherches à ce sujet *post mortem* s'offre rarement. Une disposition héréditaire amenant le rétrécissement de l'espace naso-pharyngien, de la caisse et des niches des fenêtres (v. Trœltsch), de fréquentes interruptions de l'aération normale de l'oreille moyenne peuvent jouer un rôle important au point de vue étiologique, en tant qu'elles sont les causes d'hyperhémies chroniques de l'oreille. Il est reconnu que les tuméfactions catarrhales de la muqueuse naso-pharyngienne, notamment les angines, exercent une influence fâcheuse dans cette forme d'affection de l'oreille moyenne, en déterminant souvent des poussées brusques de la maladie. Les recherches des auteurs récents concordent en général sur ce point, que les altérations de la muqueuse de l'oreille moyenne, laquelle se trouve même parfois atrophiée (Schwartze), ont moins d'importance que celles intéressant les ligaments, les revêtements cartilagineux et l'os lui-même (v. Gruber). Wendt signalait déjà une excroissance cartilagineuse partant du cartilage qui recouvre la fenêtre ovale et s'étendant à l'intérieur du ligament annulaire. Dans d'autres cas, on a trouvé des hyperplasies et hyperostoses de l'os sur le promontoire, sur le plancher de la caisse, d'où résultait un rétrécissement de l'entrée de la fenêtre ronde, mais surtout vers la fenêtre ovale dont le rétrécissement favorisait l'ankylose de l'étrier. Si nous retenons l'hyperhémie de la muqueuse de la caisse souvent observée dans des cas de sclérose lente et si pour des raisons anatomiques (v. plus haut) nous admettons la participation de l'os à cette hyperhémie, nous connaissons du moins une cause prédisposante qui, réunie à d'autres influences nuisibles encore inconnues, peut-être constitutionnelles, amène des dépôts de sels calcaires et des hyperplasies de l'os. Quelques observations montrent en outre qu'il peut y avoir finalement oblitération et disparition de petits vaisseaux du revêtement périostique de l'os, aussi faut-il toujours tenir compte de *la période de l'affection* dans laquelle a été fait l'examen anatomique.

D'autre part, en ayant égard à l'hyperhémie chronique de la muqueuse de l'oreille moyenne, on s'explique mieux la participation fréquente du labyrinthe à ces troubles de nutrition, participation difficile à interpréter autrement; il suffit de se rappe' r le peu d'épaisseur de la couche osseuse qui sépare la partie initiale du limaçon de la caisse, et la ténuité de la base de l'étrier. L'hyperhémie doit certainement s'étendre à la longue à travers l'os à l'endosteum des espaces labyrinthiques et au ligament spiral de la première spire, comme nous l'observons effectivement dans les cas aigus d'otite moyenne. Les conditions d'une participation à la maladie deviennent ainsi les mêmes à l'intérieur du labyrinthe et du côté tympanique de sa paroi, et il ne nous reste plus qu'à indiquer l'éventualité de ruptures de petits vaisseaux longtemps hyperhémiés et d'extravasations de sang qui en résultent—extravasations qui doivent être extrêmement fréquentes dans le labyrinthe, à en juger d'après les dépôts pigmentaires, — pour présager la connexion de processus scléreux de l'oreille moyenne avec des affections labyrinthiques.

Les reliquats des otites moyennes purulentes varient de la façon la plus diverse, du moment qu'il n'y a pas restitution complète de l'état normal. On peut distinguer les cas où l'otite purulente a évolué sans perforation de la membrane du tympan, ceux où la perforation a guéri en laissant une cicatrice visible et ceux où la perte de substance s'est maintenue ; ces derniers se divisent à leur tour en deux groupes suivant que la suppuration a cessé ou qu'elle a persisté, l'inflammation purulente ayant pris la forme chronique.

On peut observer en général que le gonflement de la muqueuse de la caisse et du revêtement des osselets de l'ouïe est beaucoup plus considérable dans l'inflammation purulente que dans les formes catarrhales simples, que par suite des points opposés et même des portions de surface des revêtements muqueux viennent en contact et se soudent entre eux plus facilement, que ces adhérences sont en conséquence plus étendues et plus solides que les adhérences conjonctives délicates dont il a été question plus haut et qui se produisent à la suite d'inflammations purulentes.

5.

Dans les cas rares où l'inflammation purulente n'amène pas la perforation de la membrane du tympan, on trouve plus tard à l'autopsie la muqueuse de la caisse parfois épaissie, la caisse et l'antre remplis de masses épaisses constituées par du pus et des débris épithéliaux.

Quand de grandes perforations de la membrane du tympan se ferment par un tissu cicatriciel, les bords de la perforation et la cicatrice elle-même se soudent fréquemment à la paroi labyrinthique. Il n'est pas rare que l'inflammation purulente aboutisse à des soudures de l'extrémité du manche du marteau avec le promontoire, à l'adhérence de cicatrices de la membrane du tympan à la longue apophyse de l'enclume, à la tête de l'étrier, après élimination de l'enclume par la carie, à la formation de diverticules dans la caisse par des lames membraneuses ou des adhérences de la membrane tympanique. On trouve souvent aussi dans la niche de la fenêtre ronde des formations nouvelles membraneuses et filiformes, habituellement reliées à la membrane tympanique secondaire (v. fig. 3).

On peut observer parfois cette formation nouvelle de tissu conjonctif en voie d'évolution. Des cellules rondes, fortement granuleuses, les fibroblastes perdent leur forme arrondie, deviennent cylindriques ou fusiformes, se disposent en rangée et se transforment directement en une jeune fibre de tissu conjonctif, où l'on voit encore parfois le protoplasma à gros grains du fibroblaste.

Quand la perforation persiste, le reste de la membrane du tympan, même alors que la suppuration s'arrête, subit des modifications durables, consistant en épaississement de toutes les couches, hyperhémie chronique, anomalies de coloration et très souvent en dépôt calcaire. Le revêtement de la caisse ne revient pas non plus à l'état normal ; il reste épaissi dans les cas récents par une infiltration celluleuse, qui se transforme plus tard en tissu conjonctif. Il peut s'y joindre des processus scléreux et des dépôts de sels calcaires. Assez souvent la couche externe portant l'épiderme s'étend à travers la perforation dans la caisse et amène éventuellement la formation de produits cholestéatomateux dont nous parlerons plus loin.

Les perforations permanentes favorisant la pénétration de nouveaux microbes par le conduit auditif externe, les récidives de la suppuration ou sa transformation en un écoulement purulent durable avec carie osseuse sont extrêmement fréquentes dans ces cas. Il y aurait à noter ici que Walb est revenu récemment sur l'existence du trou de Rivinus et attribue les suppurations opiniâtres de la logette supérieure, coupole de la caisse, en partie à la pénétration de germes inflammatoires par le conduit auditif.

Si la suppuration persiste, la muqueuse de la caisse est fortement épaissie par infiltration de cellules rondes, par dilatation et réplétion des vaisseaux ; elle contient parfois des vaisseaux lymphatiques à dilatation variqueuse et des *cavités kystiques*. Politzer est d'avis qu'il s'agit ici, soit d'espaces lymphatiques étranglés, soit, quand les kystes sont superficiels, de la soudure d'excroissances papillaires. Habermann, qui rapporte un cas de formation de nombreux kystes, croit aussi que des adhérences de la muqueuse, notamment dans les niches des fenêtres, peuvent amener la formation de cavités fermées, mais il regarde les nombreux kystes dans le cas cité comme étant en partie des formations provenant de glandes. Des cavités revêtues d'un épithélium cylindrique bas ont été observées également par Moos et moi dans la muqueuse de la caisse d'un individu atteint de syphilis tertiaire ; elles pouvaient provenir de l'oblitération de l'orifice des invaginations folliculaires de la muqueuse que l'on a prises souvent pour des glandes.

La muqueuse tuméfiée remplit parfois complètement la lumière de la caisse. Sa couleur sur le vivant est généralement d'un rouge vif, et sa surface présente assez souvent des granulations en forme de framboise. Très souvent aussi la muqueuse porte en pareil cas des granulations plus grosses qui peuvent servir de base à des tumeurs polypeuses isolées ou multiples.

Polypes de la caisse.

Ces tumeurs mettent souvent obstacle à l'écoulement du pus de l'oreille moyenne et favorisent ainsi la production de complications dangereuses, d'affections du rocher et de son pourtour. Elles empêchent aussi la guérison de l'otorrhée, donnent lieu assez fréquemment à des hémorrhagies, et exercent parfois une influence fâcheuse par prolifération abondante et desquamation de leur revêtement épithélial (Lucae).

Parmi les polypes de l'oreille, on distingue les tumeurs granuleuses, les fibromes et myxomes. Les premières sont constituées principalement par de grosses cellules rondes dont les noyaux présentent une vive caryokinèse, par un stroma conjonctif très délicat et de nombreux vaisseaux qui crèvent souvent et donnent lieu à des extravasations de sang, et qui plus tard s'oblitèrent en partie. Les fibromes, moins vasculaires et plus fermes, proviennent de la transformation des cellules de tumeur en tissu conjonctif ; les myxomes plus rares peuvent résulter de l'arrêt du développement cellulaire à la phase des cellules fusiformes et étoilées. Moos et moi avons décrit une quatrième forme, l'angio-fibrome, qui résulte de la formation de tractus conjonctifs par les cellules de la membrane adventice qui provient des nombreux vaisseaux des tumeurs granuleuses qui généralement s'oblitèrent ultérieurement.

Sur cent cas de polypes de l'oreille nous avons trouvé, Moos et moi, cinquante-cinq granulations, vingt-sept angio-fibromes, quatorze fibromes et quatre myxomes. Relativement au sexe, ces tumeurs s'étaient développées soixante-six fois chez des hommes, vingt-sept fois chez des femmes. Dans sept cas le sexe n'était pas indiqué. Le plus grand nombre des cas (36) concerne des individus de dix à vingt ans ; vient ensuite la période de vingt à trente ans avec vingt-trois cas. Les polypes étaient isolés dans quatre-vingt-un cas, multiples dans dix-neuf cas. Les tumeurs prenaient naissance vingt-cinq fois dans le conduit auditif externe, une fois sur la paroi supérieure de la caisse, les autres fois sur la paroi labyrinthique. En ce qui concerne l'épithélium, soixante-huit polypes avaient une couche de Malpighi cornifiée à sa surface, dix-huit un épithélium cylindrique, trois un épithélium cylindrique et un épithélium cilié en même temps, et onze divers genres de revêtement épithélial disposé d'une manière variable.

La surface des polypes est fréquemment unie et lisse, de telle sorte que les tumeurs pénètrent dans le conduit auditif en forme de massue ou de cornue ; dans d'autres cas, ils ont une surface inégale, interrompue par des formations papillaires. Les polypes continuent à se développer, les sommets des papilles peuvent se souder entre eux, et il en résulte des cavités kystiques revêtues de l'épithélium de la surface. La façon dont se comporte le réseau de Malpighi, qui recouvre les polypes dans la plupart des cas, présente un certain intérêt ; il envoie des prolongements de formes les plus diverses à l'intérieur des tumeurs, lesquels repoussent et supplantent leur stroma

Fig. 4.

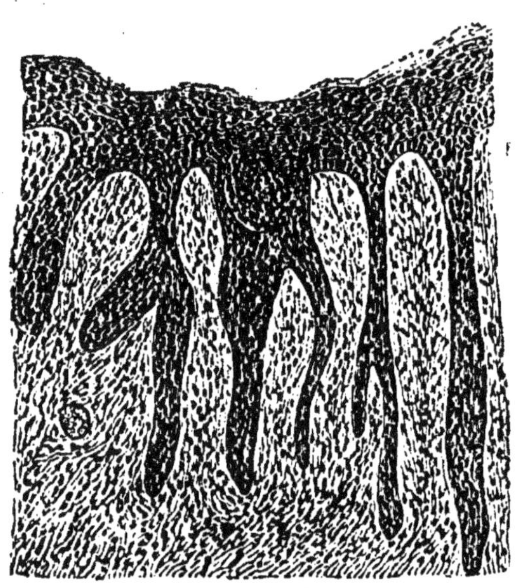

conjonctif. Tantôt les prolongements (v. fig. 4 et 5) ont simplement la forme de pivot, tantôt les pivots se divisent ou se réunissent après la division, de façon à enclore des portions conjonctives de la tumeur. Parfois la couche de Malpighi s'enfonce dans la tumeur en formant des cloisons qui vont se relier à d'autres cloisons semblables partant de la face opposée du polype. Comme les cellules de Malpighi subissent la cornification non seulement à la surface de la tumeur, mais souvent aussi au fond de ces pivots et cloisons, il en résulte des processus spéciaux que l'on peut résumer de la manière suivante : Quand la coupe atteint transversalement un pivot cornifié, on obtient à l'intérieur de la tumeur l'image de ce qu'on appelle des *perles épithéliales* (v. fig. 6, *h*). Assez souvent on rencontre des cristaux de cholestérine au milieu de ces cellules cornifiées. Si le contenu épithélial mort est évacué au moment de l'examen des coupes, on aperçoit des cavités kystiques, rondes ou ovales, entourées d'une couronne de cellules épithéliales non cornifiées. Si les cellules se cornifient dans les cloisons dont nous avons parlé plus haut en formant des rangées partant de la périphérie, on obtient sur des coupes transversales des images simulant d'une manière frappante des tubes glandulaires; en réalité, la surface lisse

Fig. 5.

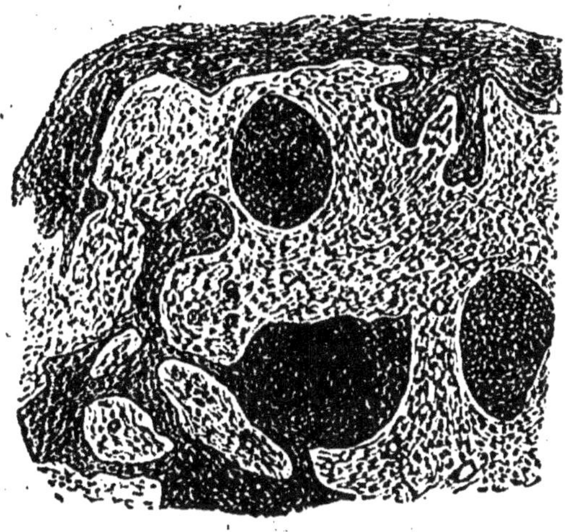

jusqu'alors de la tumeur subit des encochements, d'où résulte sa texture papillomateuse ultérieure. Quand le processus de cornification s'étend plus loin à l'intérieur des cloisons, des portions de la tumeur

Fig. 6.

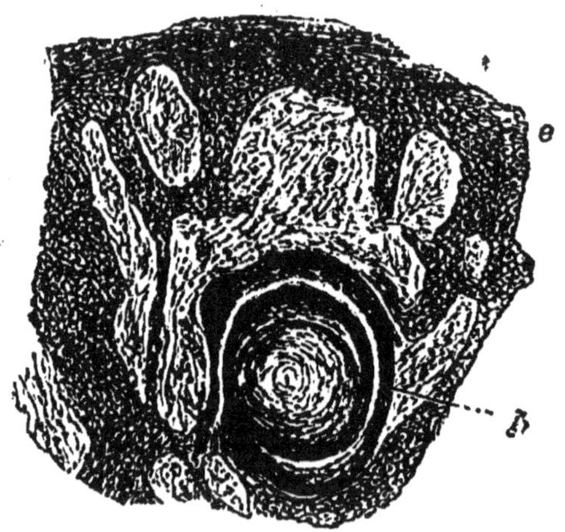

h. Pivot cornifié. — *e.* Epiderme.

peuvent être complètement détachées et expulsées.

Formations cholestéatomateuses.

Les produits cholestéatomateux, dont nous avons déjà parlé à plusieurs reprises et qui sont fournis dans certaines conditions par le revêtement de la caisse, de l'antre mastoïdien et des cellules mastoïdiennes, ont une importance particulière. Les cellules mastoïdiennes sont en partie remplies, dès qu'une membrane recouverte d'épiderme a remplacé le revêtement normal des cavités osseuses. La fig. 7 montre la coupe du revêtement de la caisse modifié de cette façon, provenant d'un cas de formation cholestéatomateuse ayant abouti à l'éruption dans la cavité crânienne. La section est beaucoup plus épaisse que celle d'une muqueuse normale de la caisse ; ici la surface de la base conjonctive est ondulée; dans d'autres cas, elle présente des saillies papillaires plus effilées. Elle est recouverte d'un réseau de Malpighi dont les stratifica-

Fig. 7.

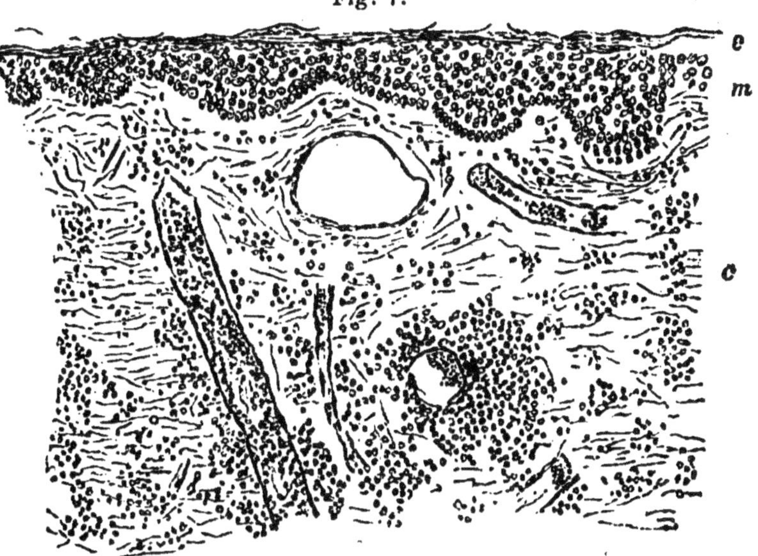

e. Epiderme. — *m.* Couche de Malpighi. — *c.* Derme.

tions supérieures, après s'être cornifiées, se détachent sous forme de lamelles épidermiques. La base conjonctive montre de nombreux vaisseaux, en partie assez larges, et une infiltration de cellules rondes, notamment

Fig. 8.

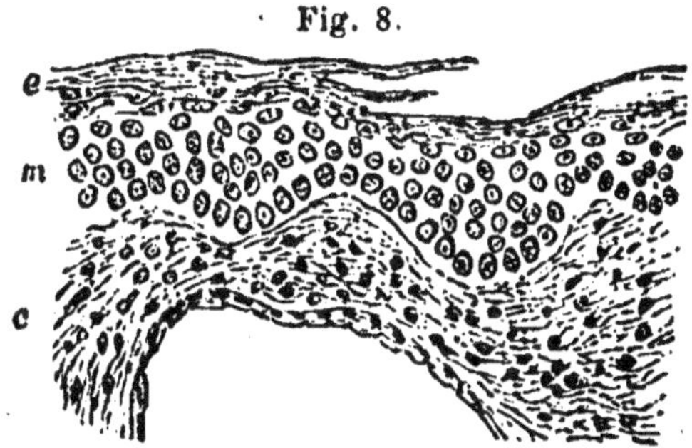

Partie de la fig. 7 sous un plus fort grossissement.

dans le pourtour des vaisseaux ; *elle se trouve donc à l'état d'inflammation chronique.*

Les lamelles cornifiées se distinguent de l'épiderme ordinaire en ce qu'elles ne sont pas comme celui-ci détachées et expulsées d'une manière continue et insensible ; elles se développent en couches épaisses qui restent souvent longtemps reliées entre elles et avec leur base d'une manière extrêmement solide, avant qu'il y ait séparation spontanée ou artificielle. Leur expulsion de l'oreille est encore entravée par ce fait, qu'elles se développent dans des cavités dont l'orifice de sortie est trop petit relativement aux masses épithéliales produites. Leur mode de production explique leur texture bulbeuse.

L'accroissement progressif de ces masses, qui sont en outre un foyer d'incubation pour les microcoques du pus (Moos) et entretiennent ainsi une inflammation et une suppuration persistantes, donne lieu parfois à des destructions considérables de l'os ; toute l'apophyse mastoïde peut être transformée en une grande cavité, dont le contenu épithélial fait irruption et est évacué en dehors ou dans le conduit auditif ; ou bien les masses épithéliales se frayent une voie de la caisse et de l'antre mastoïdien à travers la partie pétreuse et pénètrent soit dans la fosse moyenne, soit dans la fosse postérieure du crâne. Il se développe alors une pachyméningite et, si la dure-mère est perforée, des processus kystoméningitiques et encéphaliques apparaissent. Dans deux cas, j'ai vu l'irruption se faire en arrière et en dehors en partant du canal semi-circulaire supérieur : les deux fois, un abcès du lobe temporal avait amené la mort. Dans d'autres cas, l'irruption a eu lieu dans le sinus transverse et a amené soit des hémorrhagies, soit la thrombose et la pyohémie.

Les cavités produites dans l'apophyse mastoïde par des masses cholestéatomateuses persistent après leur évacuation et sont habituellement recouvertes d'une membrane mince, blanchâtre ou blanc-rougeâtre, présentant par endroits un éclat nacré (Bezold, Hummel, Steinbrügge).

Le développement de masses cholestéatomateuses se complique assez souvent de la formation de polypes (v. plus haut) et de carie. La destruction de l'os résulte probablement le plus souvent de la pression exercée par les masses épithéliales qui s'accumulent d'une manière continue et se gonflent souvent, peut-être aussi des produits de décomposition des corps de cellules mortes et putréfiées.

Wendt considérait déjà avec raison les masses cholestéatomateuses comme des produits d'une inflammation desquamative de la muqueuse de l'oreille moyenne ayant subi peu à peu une transformation épithéliale à la suite d'irritations inflammatoires persistantes. Seulement cette métamorphose épithéliale est aujourd'hui interprétée d'une autre manière. Comparé aux processus analogues dans d'autres régions du corps, où l'on a observé le développement du tégument externe à l'intérieur de conduits naturels (vagin, utérus, urèthre, fosses nasales) ou de canaux fistuleux (fistules vésicales), le même phénomène n'a plus rien d'étrange pour l'oreille. Comme nous l'avons dit plus haut, la pénétration de la peau externe à travers d'anciennes perforations de la membrane du tympan, notamment quand celles-ci étaient soudées à la paroi labyrinthique, a été observée à diverses reprises (Schwartze, Habermann, Bezold). Bezold et Habermann ont appelé récemment l'attention sur la pénétration assez fréquente de l'épiderme à travers des déchirures ou perforations de la membrane de Schrapnell, d'où résulte la formation de cholestéatome dans la logette de la caisse et dans l'antre mastoïdien (1).

En présence d'une perforation persistante, la transformation dermoïdale de la muqueuse de la caisse peut, il est vrai, être considérée avec quelques réserves comme une guérison et une protection contre les récidives de l'otorrhée (Schwartze). Il semble donc qu'il faille encore l'intervention d'un autre facteur morbide pour le développement des formations cholestéatomateuses, et ce facteur devrait être cherché dans une dermatite chronique du nouveau revêtement de l'oreille moyenne, caractérisée par une infiltration de cellules rondes avec hyperhémie. En pareils cas, il n'y a pas guérison réelle, le développement et la cornification des cellules du réseau de Malpighi se

---

(1) Une question intéressante est celle de savoir s'il y a pénétration seulement du réseau de Malpighi ou aussi du derme avec ses papilles, car il est certain que le revêtement de la caisse qui a subi la métamorphose dermoïdale présente une formation papillaire rappelant les conditions normales de la peau. Hanau a fait des expériences de transmission de carcinome (V. Fortschritte d. Med. 1889, n° 9, p. 321 et suiv.) très intéressantes à ce point de vue. L'auteur attribue à l'épithélium une influence formative sur le tissu conjonctif, aussi bien dans le développement physiologique que dans certains processus pathologiques. Ces derniers concernent un carcinome qui s'était développé par métastase, à la suite d'un épithélioma primitif, sur le péritoine d'un animal en expérience. *Sous une couche épaisse en voie de cornification, les prolongements éloignés de l'épithélium cutané avaient provoqué la formation de papilles dans le tissu conjonctif du péritoine.*

Dans la même catégorie de l'influence formative prépondérante de la couche épithéliale sur le tissu conjonctif, je rangerais aussi les enfoncements de la couche de Malpighi dans le stroma conjonctif dont il a été question plus haut, même pour les tumeurs de caractère bénin, ce qui est le cas de presque tous les polypes de l'oreille. Il est probable, d'après ce qui précède, *que la pénétration de la couche épithéliale dans la caisse suffit par elle seule à produire une transformation complète de la muqueuse en derme papillaire.*

font d'une manière anormale exagérée, et ont les conséquences décrites. Le début de la formation cholestéatomateuse peut tomber aussi par conséquent dans la période de guérison apparente, alors que la suppuration superficielle a cessé. Il résulte en outre de ce qui précède, que la formation d'agglomérations épithéliales, ayant l'apparence de tumeurs, dans les dermatites chroniques du conduit auditif et de la membrane du tympan serait identique à celle des cholestéatomes de l'oreille moyenne, si la manière de voir exposée ci-dessus est exacte (v. Koll).

En dehors de ces produits épithéliaux se formant à la suite d'affections purulentes chroniques, Virchow, Lucae, Kuhn, Küster et autres ont trouvé dans le rocher de *véritables tumeurs perlées* (margaritome de Virchow), bien qu'il paraisse résulter des observations de la plupart des auteurs que les tumeurs perlées du rocher soient d'une extrême rareté comparativement aux combinaisons si fréquemment observées par les médecins auristes, d'une inflammation purulente avec la production de masses épithéliales. Etant donné le nom des auteurs cités, nous ne pouvons mettre en doute l'existence de véritables tumeûrs perlées du rocher. Il se peut toutefois qu'il y ait eu parfois confusion entre de véritables tumeurs et des formations cholestéatomateuses secondaires, et inversement. Si le développement d'une véritable tumeur perlée a déjà donné lieu à des destructions de l'os, à des caries osseuses, à des perforations de la membrane du tympan et à des suppurations, sa distinction d'une formation cholestéatomatéuse secondaire ne sera possible qu'à l'aide de commémoratifs absolument certains. Mais si nous tenons compte des cas où, d'après les recherches de Bezold et d'Habermann, l'épiderme a pénétré dans la logette de la caisse et l'antre par des ouvertures de la membrane de Schrapnell, processus qui peuvent avoir eu lieu déjà dans la première jeunesse, les chances de possibilité d'une confusion augmentent. Les perforations de la membrane de Schrapnell peuvent facilement passer inaperçues. Enfin dans le cas d'un véritable margaritome, on doit constater l'existence d'une poche enveloppant la tumeur et reliée par des vaisseaux nourriciers avec une partie quelconque du temporal, base de la tumeur.

Küster distingue les tumeurs perlées des processus desquamatifs et des dermoïdes du rocher qui proviennent de l'étranglement de parcelles de la lame cornée du rudiment de la vésicule labyrinthique. Les dermoïdes se distinguent des margaritomes par la présence de poils à l'intérieur. Küster regarde les margaritomes comme des tumeurs congénitales primitives qui doivent être rangées parmi les kystes branchiaux. Ils naissent de la première fente branchiale, par étranglement de l'endoderme; par suite le contenu ne serait pas de l'épiderme, mais les cellules épithéliales correspondraient à l'épithélium muqueux de la bouche.

Wagenhaüser a publié récemment un cas de kyste dermoïde de l'apophyse mastoïde, probablement congénital, qui contenait à l'intérieur de masses cholestéatomateuses un peloton de poils brunâtres de 1 centimètre de long. Des observations de ce genre avaient été faites déjà antérieurement par Toynbee et Hinton.

Schwartze a observé des cas de surdité nerveuse qui s'était produite subitement, sans otite purulente préalable, au milieu de symptômes aigus d'une irritation labyrinthique. Dans ces cas, c'est seulement après de longues années (une fois au bout de 19 ans) qu'il y eut irruption d'un cholestéatome dans le conduit auditif externe à la suite de violentes douleurs. Schwartze en conclut (avec Bottcher) qu'il est probable que des cholestéatomes peuvent provenir aussi du revêtement épithélial de l'aqueduc du vestibule et par suite se développer d'une manière primitive dans le labyrinthe. Politzer voit une autre source de formation cholestéatomateuse dans les invagination glandiformes, revêtues d'épithélium, de la muqueuse enflammée de la caisse, dont les orifices se ferment par compression, tandis que l'épithélium inclus continue à se développer.

Fig. 9.

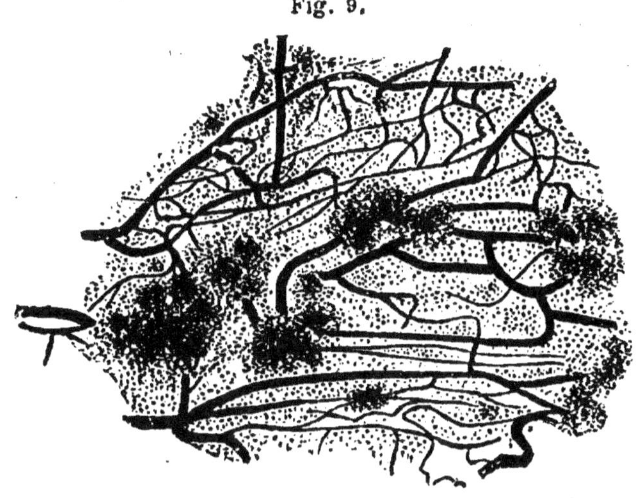

Les modifications anatomo-pathologiques spéciales, produites par diverses maladies infectieuses, seront étudiées en même temps que les affections labyrinthiques qui en dérivent. Nous ne donnerons ici que les altérations particulières observées par Moos et moi dans les deux caisses d'un homme mort de pachyméningite hémorrhagique et que nous avons décrites dans le 11e volume du « Zeitschrift für Ohrenheilkunde ». Il s'agissait de la formation d'une membrane rouge brique, tout à fait délicate, qui recouvrait tout le tractus muqueux de la caisse et des osselets, à l'exception de la muqueuse de la membrane du tympan, et dont la structure était complètement analogue à celle des pseudo-membranes qui se forment sur la dure-mère dans la pachyméningite hémorrhagique (v. fig. 9). Elle était constituée par du tissu conjonctif lâche, servant de base à un peloton extrêmement dense de vaisseaux nouvellement formés en partie, à parois très minces. Ces vaisseaux étaient fortement remplis de globules sanguins, les plus petits contenaient surtout des globules blancs. Ils présentaient le caractère des vaisseaux de transition, se terminaient souvent en cul-de-sac, avec un léger renflement en forme de massue, et se distinguaient par une prolifération variée. Dans leur pourtour on voyait de nombreux extravasats récents et anciens, ainsi que des résidus pigmentaires provenant d'anciennes extravasations. Cette observation vient confirmer la connexité grande qui existe entre la dure-mère et le revêtement de la caisse.

Muscles de la caisse.

En ce qui concerne les muscles internes de la caisse, il y aurait à rappeler la persistance des stries transversales des fibrilles même après de longues années d'inactivité de la musculature, persistance fréquemment constatée dans des cas de surdi-mutité. Dans d'autres cas, comme en général à la suite d'une surdité de longue date, on trouve parfois, il est vrai, une grande abondance de graisse dans les muscles, une atrophie des fibrilles et un accroissement du tissu conjonctif. Dans des cas de rétrécissement fréquent des trompes, ainsi qu'à la suite de rétraction cicatricielle de l'enveloppe conjonctive recouvrant le tendon du tenseur, on a observé un raccourcissement de ce tendon.

Moos et moi avons trouvé la portion charnue du tenseur du tympan grossie, son enveloppe fibreuse épaissie dans un cas de suppuration d'oreille compliquée de carie et de formation polypeuse qui avait duré de longues années. Les stries transversales étaient conservées sur une partie des fibrilles, sur d'autres on ne voyait plus que des stries longitudinales imperceptibles. Dans une phase ultérieure, les fibrilles apparurent gonflées, remplies d'une masse ressemblant à de la cire, tantôt finement granuleuse, tantôt homogène ; dans une période encore plus avancée, le contenu était résorbé et il ne restait plus des fibres musculaires que le sarcolemme vide. Des débris du muscle stapedius présentaient aussi des modifications analogues.

Affections de la trompe d'Eustachi.

C'est le plus souvent par les trompes d'Eustachi que les processus pathologiques se transmettent à l'oreille. Il a été dit déjà, à propos des affections de la caisse, qu'une obstruction prolongée des trompes, qu'elle soit due à une cause mécanique quelconque ou à des anomalies fonctionnelles de leur musculature, a pour conséquence une raréfaction de l'air à l'intérieur de l'oreille moyenne, d'où résultent une hyperhémie *ex vacuo* et une transsudation séreuse à travers les parois des vaisseaux.

Dans les maladies infectieuses, les trompes doivent très probablement jouer un double rôle. Ou bien elles servent simplement de voie d'introduction à l'élément infectieux : celui-ci est poussé dans la caisse en même temps que l'air par les accès de toux, les efforts pour avaler ou pour vomir, l'acte du moucher, etc., et y provoque les états inflammatoires déjà décrits ; ou bien une affection de l'espace naso-pharyngien se transmet

6

à l'oreille moyenne par l'intermédiaire du tissu muqueux des trompes. Pour une même maladie, les deux modes de transmission sont possibles. Dans la tuberculose de l'espace naso-pharyngien, par exemple, Habermann a vu cette affection se transmettre à la caisse en passant par la muqueuse tubaire; dans d'autres cas, les bacilles tuberculeux traversent certainement les trompes et trouvent dans la caisse un nouveau terrain de développement, notamment quand sa muqueuse est déjà le siège d'hyperhémies et tuméfactions chroniques, sans que la maladie ait affecté primitivement la muqueuse des trompes. D'après les recherches faites jusqu'ici, ce dernier mode de transmission est le plus fréquent (E. Fraenkel). Pour le croup et la diphtérie, nous devons admettre également la possibilité de transmission de deux manières différentes; seulement ici les conditions sont encore moins faciles à reconnaître que dans la tuberculose, car les microbes de ces maladies sont difficiles à découvrir et nous ne trouvons parfois, à côté de la diphtérie pharyngienne, que des otites moyennes, catarrhales ou purulentes, ordinaires, sans dépôt de membranes diphtéritiques sur la muqueuse de la caisse. Il en est de même pour les affections de l'oreille moyenne qui se produisent au cours de la rougeole et du typhus. Nous devons attendre de mieux connaître les micro-organismes qui interviennent dans ces maladies.

D'autre part, une participation secondaire de la muqueuse de la trompe, et notamment de la trompe osseuse, aux processus pathologiques déterminés dans la caisse par l'invasion de l'agent infectieux ne peut tarder de se produire, car dans beaucoup de cas d'inflammation purulente, l'exsudat formé dans la caisse agira sur la muqueuse tubaire. Aussi trouve-t-on toujours la trompe osseuse plus ou moins affectée dans la suppuration de l'oreille moyenne. On devrait s'attendre aussi à une affection secondaire de la muqueuse tubaire dans les cas où une maladie infectieuse résulterait de l'introduction du virus par les vaisseaux sanguins. Il faut donc envisager toutes les possibilités pour interpréter l'état présenté par la trompe.

Enfin, dans les affections de la muqueuse tubaire qui s'accompagnent de tuméfaction, d'accroissement de la sécrétion muqueuse ou d'exsudation, il y aurait à tenir compte de ce fait qu'elles peuvent exercer sur l'oreille moyenne des actions morbides de divers genres : d'une part, la même affection peut se transmettre à la muqueuse de la caisse ; d'autre part, la tuméfaction et l'obstruction de la trompe peuvent mettre obstacle à l'aération de l'oreille moyenne, augmenter l'hyperhémie et s'opposer à l'écoulement de l'exsudat.

L'affection la plus fréquente de la muqueuse tubaire se rencontre dans les *maladies catarrhales aiguës* de l'espace naso-pharyngien, qui envahissent facilement la trompe, surtout chez les enfants. La muqueuse de cette dernière est alors hyperhémiée, tuméfiée, fortement plissée, la sécrétion muqueuse est augmentée, le canal tubaire est rempli de mucus hyalin ; l'orifice pharyngien, déjà rétréci par le gonflement catarrhal, est souvent complètement fermé par un bouchon muqueux qui en dépasse les bords.

En ce qui concerne la participation des trompes *dans le croup et la diphtérie de l'espace naso-pharyngien, et dans la scarlatine,* il existe des observations de Wendt, Wreden, Küpper, Burckhardt-Merian et

Hirsch, d'après lesquelles la muqueuse tubaire ne participerait parfois à l'affection pharyngienne que par une hyperhémie et une infiltration de petites cellules. Dans un cas de Wendt, au contraire, un dépôt membraneux remplissait la portion cartilagineuse de la trompe. Küpper a vu aussi la trompe gauche d'une jeune fille morte de diphtérie remplie d'un exsudat membraneux coagulé et cohérent, la muqueuse relâchée et hyperhémiée. Wreden a constaté la présence d'une inflammation diphtéritique des trompes dans un cas de diphtérie du pharynx.

Wendt rapporte aussi deux cas de *variole* où des pseudo-membranes furent trouvées sur tout le parcours des trompes. Le même auteur a examiné avec le plus grand soin, à l'aide d'un grand nombre d'autopsies, *la façon dont se comportent les trompes dans la variole*. Il décrit l'hyperhémie et les ecchymoses de la muqueuse, les larges extravasations sanguines, les formations papuleuses et granuleuses de la portion osseuse, l'imbibition séreuse et l'infiltration celluleuse de la partie cartilagineuse, l'accumulation d'exsudat dans la trompe en rapport avec le contenu de la caisse. L'épithélium de la portion osseuse était atteint parfois de dégénérescence graisseuse, parfois épaissi par accroissement du nombre de ses éléments et par augmentation de leur volume. Dans la partie cartilagineuse, il y avait aussi des globules de pus entre les cellules de l'épithélium épaissi. Wendt désigne ces altérations sous le nom de *tuméfaction variolique de l'épithélium*. L'orifice pharyngien présentait une multiplication des éléments lymphoïdes, donnant à la surface un aspect granuleux, et une infiltration hémorrhagique. Dans d'autres cas, il s'était formé des ulcérations superficielles à l'orifice pharyn-

gien et l'ulcération s'étendait parfois au tiers
inférieur de la trompe cartilagineuse.

Les ulcérations de l'orifice pharyngien se rencon·
trent aussi dans la syphilis, la tuberculose et la diphtérie à la suite de processus nécrosiques qui se produisent d'ordinaire dans les phases avancées des deux
premières maladies et dans les cas graves de la dernière. Schwartze décrit une large ulcération tuberculeuse qui détruisit la plus grande partie du cartilage
tubaire, occupa la fossette de Rosenmüller et s'étendit
jusqu'à la ligne médiane de la voûte à trois piliers.
Le même auteur a observé des ulcérations et des
érosions autour de l'orifice pharyngien dans des cas
de carie du rocher, qui étaient dus à l'action de l'exsudat sanieux s'écoulant dans le pharynx. Des cas
d'ulcérations tuberculeuses ont été observés aussi par
E. Frænkel et Habermann. Le premier a vu des
ulcères tuberculeux de l'orifice pharyngien pénétrer
à l'intérieur de la trompe sans qu'il en soit résulté
une affection de l'oreille moyenne.

Dans beaucoup de cas la disparition de processus
inflammatoires aigus n'est pas suivie d'un retour
complet à l'état normal de la muqueuse tubaire, notamment quand les affections catarrhales de la trompe
se reproduisent fréquemment et à courts inter-
valles. C'est ce qui a lieu chez les jeunes gens quand,
à la suite d'inflammations catarrhales fréquentes et
surtout d'inflammations diphtéritiques, il s'est formé
dans l'espace naso-pharyngien des productions hyper-
plastiques par augmentation de volume des tonsilles
palatines et pharyngiennes et développement du tissu
lymphoïde sur la paroi postérieure et le toit du pharynx. Il en résulte souvent la formation d'excroissances lobées, en forme de cônes ou de crêtes de coq,

plus ou moins grosses, de ce qu'on appelle des végétations adénoïdes. Le revêtement muqueux de l'orifice pharyngien contient également de nombreux follicules lymphatiques qui se développent à la suite de récidives fréquentes des états inflammatoires de la muqueuse pharyngienne ; il en résulte une tuméfaction de la muqueuse de l'orifice pharyngien, une réduction de cet orifice et un rétrécissement permanent de l'entrée de la trompe. Les végétations adénoïdes du pharynx exercent une influence fâcheuse, d'abord mécaniquement en obstruant les choanes et les orifices des trompes, ensuite en donnant lieu à une sécrétion muqueuse abondante et en constituant par leurs anfractuosités des réceptacles où s'accumulent et se multiplient les germes pathogènes organisés.

De même que dans les inflammations chroniques de la muqueuse naso-pharyngienne, on observe deux modifications de nature différente en ce qui concerne le calibre des trompes d'Eustachi, suivant la phase de la maladie ou l'issue de l'inflammation, et ces modifications indiquent le passage d'une hyperplasie initiale à une atrophie consécutive. Au début, l'infiltration celluleuse de la muqueuse, l'accroissement de volume et de densité du tissu conjonctif sous-muqueux prédominent, et il en résulte une tuméfaction de la muqueuse, une multiplication des plis et un rétrécissement de la lumière, surtout à l'orifice pharyngien ; mais, au bout d'un certain temps, probablement par suite de la rétraction du tissu conjonctif, les plis s'effacent et l'on observe assez souvent une dilatation du canal, notamment à la suite d'affections scléreuses de longue durée dans l'oreille moyenne. La rétraction du tissu conjonctif amène en outre la fermeture des conduits excréteurs des glandes, laquelle, à son tour, peut donner lieu à la rétention de la sécrétion, à la dilatation et à la déformation des vésicules glandulaires.

Moos a traité plusieurs années avant sa mort un individu atteint depuis quarante ans d'une maladie d'oreille bilatérale et progressive ; après la mort il soumit les trompes à un examen minutieux. Les orifices pharyngiens des deux trompes étaient d'une petitesse frappante, l'épithélium de la muqueuse avait disparu ou n'était que partiellement conservé, les plis de la muqueuse étaient en grande partie effacés. Le tissu conjonctif sous-muqueux était plus dense et plus épais que normalement, les prolongements du faisceau salpingo-pharyngien avaient augmenté de volume, comprimé les conduits excréteurs des glandes et celles-ci étaient en partie dilatées par rétention de leur sécrétion, en partie atrophiées. Le muscle abducteur des trompes était hypertrophié, le cartilage calcifié sur une grande étendue.

Schwartze a raison de dire que la sclérose du tissu conjonctif n'engendre pas, ou seulement très rarement, des rétrécissements annulaires circonscrits à l'intérieur des trompes. Une grande partie de la sous-muqueuse est reliée au cartilage rigide de la trompe, de telle sorte que l'on peut déjà présumer *à priori* que la rétraction du tissu conjonctif amènera plutôt l'agrandissement du calibre tubaire. Sur le vivant, l'étroitesse de la trompe osseuse et de l'isthme, le parcours anguleux des trompes, la proéminence du canal carotidien peuvent facilement faire croire à l'existence de rétrécissements annulaires.

Dans un cas soumis à l'autopsie par Toynbee, un fort rétrécissement d'une ligne et demie de long était dû à une hyperostose de la trompe osseuse. On a observé en outre des rétrécissements de l'orifice tympanique par des plis et duplicatures de la muqueuse, par des tractus de tissu conjonctif (v. Trœltsch), et même la fermeture par une membrane (Schwartze) ; mais la formation de membranes ou de cordons de tissu conjonctif à l'intérieur de la trompe elle-même est une rareté. Toynbee n'a trouvé que trois fois, à l'autopsie, des adhérences entre les parois de la trompe. Urbantschitsch a observé aussi, dans des cas isolés, des filaments délicats tendus entre les parois. Gruber décrit une oblitération bilatérale de la trompe d'Eustachi par soudure de la paroi membraneuse à la paroi cartilagineuse chez un sourd-muet qui avait eu une carie du rocher.

Les ulcérations de l'orifice pharyngien dont il a été question plus haut et qui se produisent dans la syphilis, la variole, la tuberculose, la diphtérie, peuvent, en se cicatrisant, amener une dilatation de l'orifice, mais elles peuvent aussi conduire à la fermeture complète de l'ouverture par adhérence des surfaces muqueuses ulcérées. Des cas de ce genre ont été publiés par Otto, Lindenbaum, Virchow, Gruber et Schwartze. Dans le cas de Lindenbaum, le bourrelet était effacé, l'orifice pharyngien était fermé par une membrane solide d'une demi-ligne d'épaisseur ; la trompe elle-même était fortement dilatée et remplie, depuis l'isthme jusqu'à la membrane obturante, par un bouchon compact constitué par des épithéliums ayant subi la dégénérescence graisseuse et par des détritus finement granuleux.

Kirchner a décrit la formation d'un véritable diverticule à l'entrée de la trompe cartilagineuse. Le sac, du volume d'un haricot, se trouvait sur le plancher de la trompe, juste à l'extrémité pharyngienne ; il était revêtu d'une muqueuse mince, tendre, renfermant peu de glandes muqueuses et s'enfonçait entre les muscles tenseur et releveur du voile du palais. La couche glandulaire décrite sous le nom de tonsille tubaire et le tissu adipeux de la partie pharyngienne avaient disparu. Comme il y avait dans la caisse les résidus de processus scléreux, Kirchner présume que la formation diverticulaire était le résultat de la traction du muscle dilatateur de la trompe après atrophie des glandes et du tissu adipeux. Le cartilage tubaire présentait aussi dans ce cas des traces de dégénérescence. Il renfermait des cavités remplies de tissu conjonctif et de globules de graisse, et les cellules cartilagineuses avaient subi en partie la dégénérescence graisseuse.

Quant aux muscles de la trompe, on a observé leur hypertrophie ainsi que leur dégénérescence graisseuse et leur atrophie. Dans le cas de Lindenbaum (v. plus haut), les muscles abducteur et releveur n'étaient pas altérés, tandis que le muscle tenseur du tympan avait subi la dégénérescence graisseuse. Il faut noter aussi que la **musculature** tubaire peut être affaiblie d'une manière durable à la suite de catarrhes naso-pharyngiens chroniques, de la diphtérie et, d'une manière générale, des états de cachexie (v. Trœltsch).

Moos et moi avons observé la dégénérescence graisseuse des cellules cartilagineuses dans un cas de syphilis tertiaire. Le protoplasma des cellules contenait de nombreuses gouttelettes de graisse que l'acide perosmique colorait en noir ; les noyaux étaient également transformés en corpuscules noirs. Dans la même préparation et aussi dans le cartilage tubaire d'un sourd-muet dont la caisse présentait les traces d'anciens processus inflammatoires, nous avons trouvé une transformation partielle du cartilage hyalin en fibro-cartilage. Dans le cartilage tubaire du sourd-muet, on voyait en outre des dépôts de sels calcaires. La calcification et même l'ossification partielle du cartilage ne seraient pas rares chez les vieillards.

Moos a observé, dans un cas, l'ossification des îlots

cartilagineux du pourtour de la trompe qui ont été décrits par lui, Luschka et Zuckerkandl ; Urbantschitsch a vu la plus grande partie de la trompe membraneuse transformée en une lame osseuse.

Carie et nécrose du temporal.

Comme il est facile de le comprendre, les rapports anatomiques de l'oreille moyenne favorisent aussi la production d'affections du tissu osseux de la portion pétreuse. Les parois osseuses accessibles à l'air de la caisse, de l'antre mastoïdien et des cellules pneumatiques ne sont revêtues que d'une membrane extrêmement délicate, dont les vaisseaux sont en relation directe avec ceux de l'os. A part les cavités accessoires du nez, on ne trouve nulle part, sur le squelette, des conditions aussi favorables que dans l'oreille à la pénétration des impuretés de l'atmosphère dans des cavités osseuses. L'épithélium vibratile des trompes doit naturellement être considéré comme un appareil protecteur, sans lequel les maladies du rocher seraient encore beaucoup plus nombreuses.

La plupart des cas de carie et nécrose du temporal se produisent à la suite de suppurations de la caisse, après une durée plus ou moins longue de ces dernières. Certaines observations anatomiques montrent pourtant qu'une inflammation purulente des cavités de l'apophyse mastoïde, pouvant donner lieu, dans des circonstances défavorables, à une carie osseuse aiguë ou chronique, se produit très souvent *en même temps* que la suppuration de la caisse, sans qu'il y ait cependant là des symptômes accusés de cette participation à la maladie. Il existe aussi certainement des affections primitives de l'os, et, notamment, de l'apophyse mastoïde; ces affections doivent provenir surtout de l'introduction de bacilles de la tuberculose, plus rarement de microcoques de l'ostéomyélite, transportés, soit par le courant sanguin, soit par les trompes· En pareils cas, l'affection osseuse peut précéder l'otite moyenne. Toutefois le transport de germes d'inflammation dans le temporal par le courant sanguin est un fait exceptionnel. Quant à ce qui concerne leur passage par les trompes, les conditions anatomiques indiquent que, dans la plupart des cas, le début de l'inflammation devra se trouver dans la caisse; ce qui ne veut pas dire que l'inflammation ne pourra s'étendre très rapidement à l'antre et aux cellules mastoïdiennes et atteindre le tissu osseux, même avant qu'il y ait perforation de la membrane du tympan.

Des destructions de l'os par carie (1) peuvent aussi avoir pour origine des traumatismes, la pression de tumeurs en voie de développement ou l'accumulation de masses cholestéatomateuses. Les formes tardives de la syphilis, souvent compliquées d'une dyscrasie mercurielle, donnent lieu également à la carie du temporal.

Quant aux otites moyennes purulentes, ce sont celles dues à la scarlatine et à la diphtérie qui s'accompagnent le plus souvent d'ostéite et de carie du rocher ; viennent ensuite les cas graves de typhus et de rougeole avec leurs complications, et surtout la tuberculose de l'enfance, la scrofulose, qui sont une cause fréquente de carie et nécrose, notamment de la partie mastoïdienne.

---

(1) Tout récemment, les destructions rapides et considérables du rocher par carie et nécrose, telles qu'on les observe parfois chez les diabétiques, ont été considérées comme l'affection primitive, l'otite moyenne purulente perforative comme l'affection secondaire . (Kœppe: Körner).

Pour ce qui concerne les microbes intervenant dans ces affections osseuses, nous renverrons à ce qui a été dit à propos de l'étiologie des otites moyennes aiguës. Sans aucun doute, il s'agit aussi dans ces maladies d'infections primitives et secondaires ou d'infections mixtes, au sujet desquelles de nouvelles observations sont nécessaires. Dans les otites moyennes chroniques, il est à remarquer que de nouveaux germes infectieux peuvent à tout instant passer du conduit auditif dans l'oreille moyenne à travers les perforations de la membrane du tympan et, si les conditions sont favorables, donner lieu à une affection consécutive de l'os.

Ces infections ne dépendent pas uniquement de la pénétratiou du microbe, d'autres facteurs, en partie inconnus, doivent intervenir pour créer un terrain favorable aux parasites et altérer le tissu normal. Les maladies d'oreille des diabétiques, dont nous avons déjà parlé, viennent à l'appui de cette manière de voir. D'après les recherches de Bujwid, de petites quantités, inoffensives par elles-mêmes, d'une culture du staphylococcus aureus déterminent des abcès si l'on introduit du sucre de raisin dans le corps de l'animal en expérience. Il est donc inutile de chercher une étiologie spéciale aux otites des diabétiques ; comme chez les personnes saines, elles surviennent à la suite de refroidissements, d'angines, de catarrhes pharyngiens, seulement la maladie générale fait qu'elles évoluent autrement ou qu'elles se compliquent d'infections mixtes. Dans le tissu contenant du sucre de raisin, certains germes infectieux se développeront mieux, l'emporteront plus facilement dans la lutte avec la cellule vivante que dans le cas normal.

Nous sommes ainsi ramonés aux influences destructives connues de certains germes infectieux ou de leurs toxines, influences qui se manifestent par la mort directe de la cellule du corps vivant ou par l'oblitération et la destruction de nombreux petits vaisseaux nourriciers, aboutissant à la nécrose de portions considérables des tissus. En admettant qu'il en soit de même pour la substance osseuse, nous voyons tomber la barrière qui sépare la carie et la nécrose, et les destructions diverses nous apparaissent comme le résultat de l'action de virus à action mortifiante plus ou moins rapide sur des tissus plus ou moins résistants.

Il n'y aura dès lors nécrose proprement dite que dans les cas exceptionnels d'interruption subite et complète de l'afflux du sang par embolies de petites artères, par exemple de l'artère auditive interne.

Un fait intéressant à noter, c'est que dans la tuberculose avancée il y a parfois détachement rapide et complet de séquestres à l'intérieur du temporal, notamment dans l'apophyse mastoïde, sans aucune sensation douloureuse (Moos, Schwartze). Ceci concorde avec ce qu'on sait de la fonte rapide et sans douleur du tissu de la membrane du tympan dans les otites moyennes purulentes d'individus tuberculeux.

Si nous admettons que l'affection osseuse est due dans la plupart des cas à l'intervention de germes infectieux vivants, ce qu'on appelle les points de prédilection de la carie et l'extension du processus pathologique s'expliquent facilement; les germes organisés se multiplient et se propagent plus aisément dans le système des cellules pneumatiques et dans la substance spongieuse que dans les masses osseuses compactes. Par suite, l'apophyse mastoïde, la paroi postéro-supérieure du méat, la voûte du tympan sont les sièges préférés de la carie, tandis que le labyrinthe n'est atteint de nécrose et expulsé par fragments plus ou moins gros parfois qu'après une durée de plusieurs années de la maladie, alors que les masses osseuses pneumatiques et spongieuses qui l'entourent ont été détruites par la carie et que les vaisseaux nourriciers sont oblitérés. Pourtant la substance osseuse compacte de la capsule labyrinthique peut être directement menacée dans le cas de destruction de la membrane de la fenêtre ronde au cours d'une nécrose violente, en cas de disparition du revêtement muco-périostique de l'os, d'interruption de la nutrition des couches superficielles de l'os, et si les germes infectieux peuvent pénétrer, soit directement dans le labyrinthe, soit dans les canaux de Havers ; il faut noter aussi que dans la substance compacte de la capsule labyrinthique, notamment dans le limaçon, il reste, même chez l'adulte, des parties moins résistantes, constituées seulement par du cartilage calcifié. Aussi n'est-il pas rare de rencontrer en même temps sur la paroi labyrinthique de la caisse des pertes de substance plus ou moins considérables produites par la carie, qui peuvent suivant leur siège se continuer jusque dans la capsule du limaçon.

Les osselets de l'oreille et notamment le marteau et l'enclume sont très fréquemment atteints de carie. Dans beaucoup de cas d'otite moyenne purulente perforative, le manche du marteau est raccourci par perte de substance ; la carie de la tête du marteau accompagne souvent les suppurations opiniâtres du sommet de la caisse, les perforations et granulations dans la région de la membrane flaccide. La base de l'étrier est affectée le plus rarement par la carie. Schwartze a observé la destruction partielle de la base de l'étrier chez un enfant mort de tuberculose miliaire ; le même auteur cite, en dehors de deux autres cas personnels, un cas de Boeck dû également à la tuberculose, dans lequel tout l'étrier fut éliminé.

La rareté de la carie de la base de l'étrier tient probablement à ce que sa face interne est recouverte par l'endosteum du vestibule, qui n'est pas directement menacé et peut subvenir ainsi à la nutrition de l'os, tandis que celle des deux premiers osselets est sous la dépendance des parties molles qui l'entourent et qui sont fréquemment atteintes elles-mêmes de nécrose. Ici encore la scarlatine et la diphtérie jouent un rôle important au point de vue étiologique. Dans ses observations d'affection consécutive à la scarlatine, Wolf a trouvé notée la perte des osselets dans 4,3 0/0. D'après le même auteur, l'enclume est habituellement détruite la première.

La carie de l'apophyse mastoïde est souvent la cause d'inflammations périostiques et de la formation d'abcès au-dessous du revêtement cutané. Dans plusieurs de ces cas, il y a déjà perforation de la paroi osseuse externe et, après avoir ouvert l'abcès, on trouve des orifices et conduits fistuleux qui mènent dans l'intérieur de l'os. Dans d'autres cas, notamment chez l'enfant, l'inflammation se propage au dehors à travers la fissure mastoïdo-squameuse. Quand l'éruption a lieu au sommet de l'apophyse mastoïde ou sur sa paroi interne, il peut en résulter de profonds abcès congestifs dans la région du cou (Bezold, Orne Green). Il n'est pas rare non plus que la carie de l'apophyse mastoïde se transmette à l'occipital ou au pariétal.

Mais la carie du temporal devient d'une gravité extrême quand les pertes de substance qui en résultent laissent pénétrer des germes infectieux dans la cavité crânienne par des canaux naturels, en suivant le cours de nerfs, de vaisseaux sanguins ou de cordons de tissu conjonctif, ou par des ouvertures pathologiques de l'os. Le nombre des cas de ce genre consignés dans la littérature otiatrique est devenu tel, qu'il serait trop long de les passer en revue et d'en donner la bibliographie complète. Nous nous bornerons en conséquence à examiner rapidement les principales éventualités présentées par ces cas.

Comme la voûte mince et spongieuse de la caisse est fréquemment atteinte de carie, il n'est pas rare que l'inflammation se propage par cette voie; les germes infectieux arrivent en dessous de la dure-mère et il se forme des abcès extérieurs à cette membrane (Hoffmann). Dans d'autres cas, la dure-mère est percée à son tour et il se produit une méningite purulente de la dure-mère et de la pie-mère. Si les germes infectieux pénètrent dans le pourtour des vaisseaux, ou en suivant les cordons de tissu conjonctif dans la substance cérébrale, ils y déterminent des abcès qui ont généralement leur siège dans le lobe temporal du côté malade; très rarement, ils se trouvent du côté opposé (1). Dans des cas très rares un abcès cérébral dû à d'autres causes pourrait s'ouvrir dans la caisse et affecter le rocher d'une manière secondaire.

Si l'extension de la carie amène une propagation sur la paroi postérieure du rocher, les parties molles de la fosse postérieure du crâne sont menacées et, en dehors d'affections méningitiques, il se forme facilement des abcès du cervelet.

---

(1) Korner regarde comme douteux d'une manière générale, que les cas de ce genre relevés dans la littérature soient des abcès du cerveau, réellement otitiques. Il est probable qu'il ne s'agit que d'abcès par métastase d'origine pyohémique.

A la suite de destruction par carie et d'éruption dans la fosse sigmoïde (plus rarement dans le sillon pétreux supérieur), les sinus sont atteints dans beaucoup de cas, et il peut en résulter des hémorrhagies (Kœppe), et surtout des phlébites, thrombose et pyohémies. Enfin un autre danger d'infection pyohémique provient de ce que des germes infectieux pénétrent dans les petites veines du rocher et y forment des thrombus dont des fragments peuvent, rarement il est vrai, être entraînés dans la circulation générale.

La corrosion des gros vaisseaux suivie d'hémorrhagie, notamment de l'artère carotide interne, est relativement rare dans la carie du rocher, bien que les lacunes osseuses, congénitales ou acquises, du canal carotidien soient assez fréquentes. Les cas de corrosion de l'artère carotide interne signalés dans la littérature ont été réunis dans un mémoire détaillé par Hessler. Cet auteur a décrit douze cas d'hémorrhagie mortelle empruntés à des sources étrangères et un cas de sa propre pratique, dans lesquels la corrosion de l'artère avait été constatée à l'autopsie; il reste à ajouter qu'il s'y est joint depuis un cas décrit par Moos et moi, un deuxième de Sutphen et un troisième de Politzer. Au point de vue étiologique, il semble que les affections tuberculeuses viennent en première ligne, puis les affections syphilitiques de l'os et des parois vasculaires, bien que la première apparition de la suppuration d'oreille préexistante et datant généralement d'un grand nombre d'années ait pu avoir une origine traumatique ou autre. Dans un cas de tuberculose générale à issue fatale, Habermann a trouvé des tubercules dans la tunique adventice de l'artère carotide interne ainsi que dans le sinus transverse.

La rareté des ruptures de gros vaisseaux nous amène à considérer les éléments de protection qui, sous la forme de réaction inflammatoire, limitent l'extension de la maladie. Au cours de suppurations chroniques, le revêtement membraneux des espaces pneumatiques et diploïques du temporal est le point de départ d'une formation nouvelle de tissu conjonctif qui, les cavités détruites, peut, si les conditions sont favorables, s'ossifier, consolider et durcir le tissu osseux, tandis que l'irritation chronique du périoste amène la formation d'une nouvelle couche osseuse, d'une hyperostose. Il est vrai qu'en d'autres points où les microbes s'établissent ou se renouvellent par de nouvelles immigrations, la carie et la nécrose persistent en beaucoup de cas et produisent de nouvelles destructions. La réaction inflammatoire n'est pas ici en état de former un tissu cicatriciel sain, fermant le foyer pathologique, il se produit seulement des granulations molles qui font obstacle à la guérison.

Il est clair néanmoins que de minces parties osseuses situées dans le voisinage du foyer de la carie et faisant courir le danger d'une perforation peuvent être rendues plus résistantes par des processus scléreux du genre indiqué. De même la réaction inflammatoire amène l'épaississement de la dure-mère en des points menacés de perforation, elle renforce les parois vasculaires et empêche ainsi leur corrosion, provoque des épaississements du névrilème et protège de cette manière les fibres nerveuses contre les influences morbides. Quand la carie guérit, il reste souvent des résidus d'une néoplasie osseuse périostique, des hyperostoses et des scléroses.

Hartmann a décrit une forme spéciale d'*ostéite condensante* de l'apophyse mastoïde se reliant à ce qui précède, qui, dans des cas rares, persiste après le départ de l'otite moyenne initiale et amène la sclérose de l'os au milieu de douleurs vives et persistantes dans la région mastoïdienne. L'intervention opératoire, l'ouverture de l'os scléreux fait disparaître les douleurs. Knapp et Buck ont publié aussi des cas de ce genre. Des scléroses de l'apophyse mastoïde ont été observées également à la suite d'otites moyennes simples, non perforantes (1).

Des cas présentant un intérêt particulier sont ceux où des parties du labyrinthe ou le labyrinthe entier avec le conduit auditif interne, et même toute la partie pétreuse, ont été expulsés sans que le patient ait succombé. Toynbee, Jacoby, Gothlein, Schaw, Pollack, Bezold, Roosa-Emerson, Barr et autres ont publié *des cas de formation de séquestres volumineux.*

Dans un grand nombre de cas il s'agissait de *l'expulsion du limaçon,* seul ou réuni à d'autres parties du labyrinthe. Bezold a réuni avec le plus grand soin et soumis à une étude scientifique les cas de nécrose du labyrinthe qui avaient été publiés. En 1886 il pouvait déjà citer 41 cas, auxquels il joignit cinq cas personnels. Plus tard il s'y est ajouté deux cas de Hartmann, deux de Thies, un de Kaufmann, un de J. Gruber, un de Stepanow et un de Wagenhaüser. Sauf dans trois cas, l'un de Christinnek, un autre de Kretschmann,

---

(1) Dans une communication toute récente (*Prager med. Wochenschr.*, 1889, n° 36), relative à des suppurations aiguës de l'oreille moyenne, compliquées d'abcès de l'apophyse mastoïde et dues au pneumodiplococcus de Frænkel-Weichselbaum, Zaufal appelle l'attention sur ce fait, qu'après la disparition de la suppuration de la caisse, le diplococcus peut séjourner longtemps dans l'apophyse mastoïde à l'état latent et rester apte à se développer. Ce n'est que plus tard (une fois au bout de sept semaines) que l'abcès s'est formé. Cette indication pourrait peut-être servir aussi à expliquer certains cas d'ostéite condensante de l'apophyse mastoïde.

le troisième de Trautmann, l'élimination de parties du labyrinthe atteintes de nécrose fut précédée d'une suppuration d'oreille datant généralement de plusieurs années. Dans les cas de Christinnek et de Trautmann qui viennent d'être cités, la maladie débuta par des symptômes névralgiques, il ne survint une otorrhée que plus tard et l'expulsion eut lieu en un temps relativement court. Dans le cas de Kretschmann, l'affection commença par une surdité subite. Il s'agissait par conséquent d'une nécrose aiguë, primitive, du labyrinthe, due peut-être à la pénétration de germes infectieux par le conduit auditif interne, ou à des embolies de vaisseaux nourriciers.

En ce qui concerne l'étiologie de la plupart de ces cas, ce sont encore les exanthèmes aigus et en première ligne la scarlatine qui jouent le rôle principal ; des traumatismes et refroidissements sont aussi notés comme causes. Etant donnée la longue durée de la suppuration préalable, il faut tenir compte ici encore de la possibilité d'infections secondaires ou mixtes.

La *façon dont se comporte le nerf facial* dans les cas d'expulsion du limaçon présente un grand intérêt. Des paralysies faciales sont la règle, notamment à la suite du détachement de parties importantes du labyrinthe ; pourtant Bezold, dans le travail cité plus haut, a appelé l'attention sur la grande puissance de régénération de ce nerf. On ne constatait même plus de paralysie du nerf facial dans un cas où le canal osseux de Fallope avait été expulsé dans toute sa longueur et où sans aucun doute il devait y avoir eu des pertes de substance sur le trajet des fibres nerveuses.

La nécrose du labyrinthe se rencontre plus fréquemment chez l'homme que chez la femme. Sous le rapport de l'âge, la plupart des cas s'observent dans les dix premières années de la vie,

Affections du labyrinthe.

L'examen anatomo-pathologique du labyrinthe peut se faire d'après deux méthodes. Dans l'une, on ouvre les cavités labyrinthiques avec le ciseau, on examine le liquide qui y est contenu et on enlève une partie plus ou moins considérable des parties molles pour les soumettre à l'examen microscopique soit à l'état frais, soit après durcissement et coloration préalable. Dans l'autre méthode, on ramollit l'os en lui enlevant ses sels calcaires et l'on cherche à durcir les tissus tendres du labyrinthe par un procédé spécial, en partie avant, en partie pendant la décalcification. Les cavités périlymphatiques et endolymphatiques sont remplies d'une masse protectrice, enfin le labyrinthe entier est découpé en tranches fines, destinées à l'examen microscopique.

Les deux méthodes ont leurs avantages et leurs inconvénients. La première permet d'examiner directement les liquides labyrinthiques, d'obtenir les parties molles avant qu'elles aient été exposées pendant un temps prolongé à l'action d'acides décalcifiants, avantage qui n'est pas à dédaigner, notamment au point de vue des réactions colorantes qui ont pour but de reconnaître les processus de dégénérescence ou les microbes contenus dans les tissus. Par contre, elle a le grand désavantage, par suite de là destruction de l'os par le ciseau et de l'extraction des parties molles, de rendre invisibles des lésions et solutions de continuité, qui empêchent de se rendre compte de la connexion des altérations pathologiques, de leur origine et de leur extension.

7.

Précisément à ce point de vue, la seconde méthode est excellente, car au moyen des coupes on obtient de nombreux spécimens des parties molles et osseuses dans leurs rapports naturels, y compris les petits canaux nerveux et vasculaires, dont l'examen serait des plus difficiles et des plus longs dans la première méthode. Elle nous donne la possibilité d'examiner le conduit cochléaire avec ses tissus importants sur des coupes faites dans des sens différents, tandis qu'avec le premier procédé nous ne pouvons avoir que des préparations de surface ou d'arrachement.

Les inconvénients de la seconde méthode ont déjà été indiqués. Les tissus délicats des organes nerveux terminaux sous l'influence des diverses manipulations nécessaires pour la préparation des coupes microscopiques, subissent certaines altérations, même des destructions dans les cas défavorables, de telle sorte qu'il faut une certaine expérience pour distinguer les altérations artificielles des modifications pathologiques. La difficulté d'une appréciation exacte augmente naturellement quand les rochers ne peuvent être enlevés sur le cadavre qu'après un long intervalle ou quand la substance osseuse présente une dureté exceptionnelle et se décalcifie difficilement. Sous ce rapport, le rocher humain offre de beaucoup plus grandes difficultés que celui des petits mammifères. Moos et moi avons appelé l'attention sur les noyaux osseux extrêmement durs qui se trouvent au fond du conduit auditif interne, à la base du modiolus et dans la paroi postérieure du vestibule sur la plupart des rochers examinés; il faut souvent pour les ramollir une solution azotique plus concentrée que pour le reste du tissu osseux. Il faut remarquer aussi que le traitement du labyrinthe par les acides minéraux

peut être un obstacle à la recherche des dépôts calcaires dans les membranes des fenêtres ou en d'autres
points. Enfin si l'on emploie la colloïdine pour remplir le labyrinthe, comme on le fait souvent avec grand
avantage, il faut tenir compte du traitement des préparations par l'éther et l'alcool et de l'action de ces
liquides sur la conformation et la partie graisseuse
des tissus mous.

Néanmoins les avantages de cette dernière méthode
l'emportent de beaucoup. En traitant les préparations
avec précaution, on obtient des résultats souvent
très satisfaisants, et par l'emploi habituel d'une
méthode précise de décalcification on apprend aussi à
distinguer les lésions artificielles des altérations
pathologiques. Le débutant doit toujours, il est vrai,
être prévenu de ce qu'on peut attendre actuellement
de ces études microscopiques du labyrinthe. Les méthodes actuelles ne permettent pas de reconnaître les
maladies fonctionnelles de l'appareil auditif nerveux,
pas plus dans le labyrinthe que dans les centres nerveux ou les nerfs périphériques. Il en est de même
pour l'existence d'anomalies de tension dans le
domaine de la lame spirale membraneuse ou du ligament spiral, pour les modifications très fines de l'organe
de Corti, les variations de consistance et de situation
de la membrane de Corti dont la fonction est encore
si énigmatique, pour la constitution physique et
chimique des liquides labyrinthiques, surtout de
l'endolymphe et des formations capillaires.

Sans doute on aura plus tard de meilleurs procédés
pour étudier le labyrinthe ; nous devons pour le
moment nous contenter de la constatation de modifications pathologiques grossières, et avec cette réserve
on ne peut, je crois, méconnaître que des progrès

ont été faits dans les recherches concernant le labyrinthe.

La méthode de décalcification qui a fourni les résultats que nous donnons plus loin est due à Waldeyer, Gottstein. C'est Moos le premier qui l'a soumise à l'épreuve pratique pour l'examen anatomo-pathologique du labyrinthe humain et elle a été publiée déjà dans le 9ᵐᵉ volume, page 104, de la « Zeitschrift für Ohrenheilkunde ». Je la reproduis ici en abrégé avec le procédé d'incorporation, le ramollissement consécutif et quelques précautions à prendre dans le traitement.

Les rochers à examiner, après avoir été enlevés sur le cadavre, sont conservés dans la solution de Müller. L'introduction de l'alcool a des inconvénients. On peut commencer la préparation par un trait de scie passant au moins à 12 m/m en arrière et en dehors du canal semi-circulaire supérieur, parallèle à ce dernier et perpendiculaire à l'axe du rocher ; il atteint l'antre mastoïdien, l'apophyse mastoïde et le conduit auditif osseux. Après avoir ensuite enlevé la partie supérieure du tympan à l'aide du ciseau et examiné l'apophyse mastoïde, la caisse et la trompe, la préparation est réduite par de nouveaux traits de scie dont l'un enlève le sommet du rocher, la scie étant placée à la limite antérieure de l'entrée du conduit auditif interne, perpendiculairement à l'axe longitudinal du rocher. Un deuxième trait de scie perpendiculaire au précédent détache les parties de l'os inutiles, généralement très compact, de la face inférieure du rocher jusqu'au plancher de la caisse.

Après avoir ensuite coupé le tendon du muscle tenseur du tympan et détaché l'enclume de l'étrier à l'aide de petits ciseaux, on se sert d'une scie à contourner que l'on dirige suivant une ligne passant par l'orifice tympanique de la trompe et l'articulation de l'enclume et de l'étrier en ménageant avec soin la paroi du labyrinthe et la membrane du tympan ; on obtient aussi, d'une part, la membrane du tympan avec le marteau et l'enclume, d'autre part, la portion du rocher contenant le labyrinthe suffisamment réduite avec l'étrier. La manœuvre de la scie à contourner est grandement facilitée par l'enlèvement d'une grande partie de la portion inférieure du rocher.

Pendant le sciage, il convient d'humecter l'os avec de l'eau pour empêcher sa dessiccation. Il faut se garder aussi d'ouvrir avec la scie les cavités labyrinthiques. Les sciures sont entraînées dans le liquide du labyrinthe et donnent lieu plus tard à des erreurs dans l'examen microscopique. En raccourcissant la partie postérieure du rocher, on peut facilement atteindre les canaux semi-circulaires horizontal et postérieur. Une grande prudence est aussi nécessaire quand on ouvre les canaux labyrinthiques pour obtenir une meilleure pénétration des matières colorantes ou des masses à incorporer, que l'ouverture se fasse à l'aide du ciseau ou de la lime. Non seulement on lèse ainsi la préparation aux lieu et place de l'ouverture, mais elle est encore endommagée plus loin par la pénétration de particules osseuses.

Les rochers ainsi réduits sont placés pendant quarante-huit heures dans une solution à 1 ou 2 0/0 d'acide perosmique, puis dans une solution à 1/6 0/0 d'acide chromique que l'on remplace au bout de deux jours par une solution à 1/4 0/0. Après les avoir maintenus pendant deux jours dans cette dernière solution, on place les os dans une solution d'acide chromique à 1/2 0/0, à laquelle on ajoute deux pour cent d'acide nitrique officinal. Les rochers restent dans ce mélange que l'on renouvelle tous les trois à quatre jours, jusqu'à ce qu'ils soient devenus aptes à être soumis à la coupe. Il convient d'employer à temps de fortes quantités du liquide décalcifiant et de mettre les préparations à l'abri de la lumière solaire. Pour se rendre compte du degré de ramollissement, on se sert d'une aiguille à préparer et l'on examine surtout la région du conduit auditif interne, où l'os résiste le plus longtemps à la décalcification.

Il faut une certaine habitude pour reconnaître le moment où l'os est devenu propre à la préparation des coupes. En moyenne il faut huit semaines pour le ramollissement du rocher. Quand la décalcification est presque achevée, le liquide jaune dans lequel se trouve l'os prend généralement un teint plus foncé, plutôt brunâtre. En beaucoup de cas, du moment que le ramollissement de la paroi postérieure du rocher se fait trop longtemps attendre, il convient de laver l'os, de le remplir de celloïdine, puis de le ramollir complètement avec une solution plus concentrée d'acide nitrique.

Pour enlever les acides des préparations ramollies, on les lave superficiellement avec de l'eau et on les met ensuite pendant trois heures dans de l'alcool à 95°. Puis on les lave pendant six heures dans l'eau courante ; enfin on les introduit de nouveau dans de l'alcool à 95° qui se montre encore habituellement coloré le jour suivant par de l'acide chromique restant et qu'il faut par conséquent changer.

L'incorporation de celloïdine a lieu de la manière suivante. Après avoir complètement enlevé l'eau par une courte immersion de l'os dans l'alcool absolu, on le met pendant vingt-quatre heures dans un mélange à volumes égaux d'éther sulfurique et d'alcool absolu que l'on renouvelle au bout de ce temps et auquel on ajoute alors de petits dés en celloïdine, de façon que l'os se trouve les premiers jours dans une solution très étendue de celloïdine. On concentre peu à peu la solution en ajoutant de nouveaux dés de celloïdine ou bien en ouvrant le récipient et laissant le liquide s'évaporer lentement; mais ce dernier procédé exige une grande surveillance. Au bout de huit jours on enlève avec précaution la préparation de la solution maintenant épaisse de celloïdine et on l'introduit rapidement dans de l'alcool à 50° où la celloïdine est bientôt solidifiée.

Quand on augmente lentement la concentration de la solution de celloïdine, elle pénètre dans les cavités du labyrinthe même sans ouvrir celui-ci; pourtant on peut échouer. Aussi dans ces derniers temps j'ai ouvert à l'aide d'un rasoir le canal semi-circulaire supérieur *après ramollissement de l'os*. Comme le remplissage échoue parfois ou ne se fait qu'incomplètement par suite de la présence de bulles d'air à l'intérieur des canaux labyrinthiques, il faut éviter d'agiter les solutions; il ne faut pas employer non plus de la celloïdine ayant déjà servi, mais la renouveler chaque fois.

Après solidification complète de la celloïdine, on contrôle la mollesse de l'os en pratiquant quelques coupes à l'extrémité antérieure du rocher. Si elle n'est pas encore assez grande pour l'application du microtome ou si l'on rencontre des noyaux osseux circonscrits durs comme une pierre, qui se détachent nettement par leur teinte jaune du reste de la substance osseuse de couleur verte, on racle avec précaution la couche externe de celloïdine enveloppant l'os et on ramollit de nouveau pendant deux à trois jours dans un mélange d'alcool à 50° avec 10 0/0 d'acide nitrique officinal; les préparations sont ensuite lavées de nouveau dans de l'alcool au même degré sans acide. On peut, en cas de besoin, recourir de nouveau au même procédé si en pratiquant les coupes avec le microtome on rencontrait encore au fond de l'os des prolongements des noyaux osseux. La celloïdine qui n'est pas dissoute par les acides protège les parties molles contre l'action de l'acide concentré; pourtant sous l'action prolongée de l'acide elles pâlissent et perdent de leur netteté. Il faut donc encore ici opérer avec précaution.

On convient de pratiquer les coupes toujours dans une direction déterminée. L'auteur opère perpendiculairement à l'axe longitudinal du rocher, d'avant en arrière, de manière à atteindre d'abord le limaçon, puis le vestibule et les canaux semi-circulaires. La préparation est fixée entre des disques de liège dans la pince du microtome ; les coupes sont mises dans de l'alcool à 50°, examinées et conservées dans de la glycérine ou incorporées dans de la colle de glycérine. Si l'on n'a pas en vue des recherches bactériologiques, la coloration des coupes ne présente pas grand avantage; au contraire, les matières colorantes qui teignent aussi la celloïdine ont une action fâcheuse. C'est encore l'alun-carmin qui convient le mieux; les coupes peuvent y rester quelques heures sans que la celloïdine se colore. Les frais assez considérables du durcissement par l'acide osmique peuvent au besoin être évités en traitant dès le début par l'acide chromique ce dernier colore les fibres nerveuses en vert intense. Pourtant les fibres délicates et les cellules de l'appareil nervéux apparaissent d'une manière plus belle et plus nette après traitement préalable par l'acide osmique.

Troubles de la circulation et extravasations sanguines.

Les avis sont toujours partagés relativement à la fréquence de la participation du labyrinthe aux maladies de l'oreille. Après avoir admis d'abord que des maladies de l'appareil nerveux étaient souvent la cause de la surdité, nous en sommes venus à une période où, à la suite de recherches anatomo-pathologiques plus approfondies, les troubles fonctionnels de l'oreille ont été attribués pour la plus grande part aux maladies de l'oreille moyenne. Cette restriction était certainement justifiée, car il est hors de doute que l'oreille moyenne est atteinte le plus souvent *en premier lieu* par les affections inflammatoires, et ces affections restent fréquemment, au moins en apparence, limitées à l'oreille moyenne, tandis que les maladies primitives du labyrinthe sont relativement rares. D'autre part, il ne faut pas oublier que le nombre des recherches microscopiques approfondies sur les tissus labyrinthiques est resté très limité jusque dans ces derniers temps, et qu'un examen microscopique de l'oreille interne ou l'étude microscopique partielle de quelques-unes de ses parties ne permettent pas de se rendre compte de sa participation ou non-participation aux affections de l'oreille moyenne. Il en est ainsi notamment pour les hyperhémies et petites extravasations de sang du labyrinthe, qui ne peuvent que trop facilement passer inaperçues quand l'examen microscopique ne porte pas sur des coupes de tout le labyrinthe. *Mais si l'on considère l'hyperhémie labyrinthique et les extravasations sanguines visibles sous le microscope comme une participation du labyrinthe aux affections de l'oreille moyenne, au lieu de limiter le sens de la participation aux seules destructions grossières des parties de l'oreille interne, on rencontrera cette participation dans un grand nombre de cas d'inflammations de la caisse, en particulier quand celles-ci surviennent à la suite de maladies infectieuses et de troubles généraux de la nutrition amenant une altération de la composition normale du sang.*

Les troubles de la circulation qui se produisent à la suite de maladies du cœur et des poumons, de la grossesse, de la formation de tumeurs dans le domaine des veines du cou, et d'autres causes mettant obstacle à l'écoulement du sang veineux de la tête, peuvent donner lieu à l'hyperhémie du labyrinthe, mais le nombre des observations précises faites à l'autopsie relativement à cette question est limité.

L'anémie du labyrinthe n'est également connue que par ses symptômes cliniques ; quant à la base anatomique de ces symptômes et des troubles de nutrition des tissus nerveux qui peuvent en résulter, nous l'ignorons encore.

De fortes extravasations de sang dans le labyrinthe ont été observées à la suite de *traumatismes de la tête.* Politzer a publié un compte rendu intéressant d'autopsie d'un cas de ce genre. Il s'agissait de fissures résultant d'une chute sur la tête, qui partaient de l'occipital et s'étendaient à travers les deux rochers jusque dans le vestibule. Le labyrinthe droit contenait des caillots sanguins ; dans le labyrinthe gauche, il s'était déjà développé une inflammation purulente. Moos a décrit l'état du labyrinthe dans un cas de blessure d'arme à feu de l'apophyse mastoïde. Le périoste du vestibule et du limaçon, la lame spirale membraneuse, les saccules, ampoules et canaux semi-circulaires membraneux étaient d'une couleur de rouille, et l'examen microscopique confirma la présence de nombreuses extravasations et d'une pigmentation. L'épanchement de sang était dû uniquement à l'ébranlement de la tête.

Il est très probable que des extravasations de sang peuvent se produire dans le labyrinthe à la suite de compression subite de l'air dans le conduit auditif externe, sous l'influence de fortes explosions (Lucae); par le passage brusque dans l'atmosphère ordinaire après avoir séjourné dans l'air comprimé (Moos); mais il est très rare qu'on ait l'occasion de confirmer par l'autopsie les diagnostics de ce genre. On présume aussi, non sans raison, que les personnes qui ont souffert longtemps de maladies d'oreille, dont l'organe auditif a été exposé à des hyperhémies fréquentes, sont plus disposées aux extravasations de sang que les personnes saines.

Le plus souvent, on rencontre des extravasations de sang plus ou moins considérables dans le labyrinthe d'individus ayant succombé à des maladies infectieuses, et qui avaient eu en même temps des otites moyennes purulentes — nous en reparlerons plus loin — puis chez les néphritiques et les diabétiques. On a observé également des épanchements de sang se produisant subitement dans les affections leucémiques et l'anémie pernicieuse. Il est parfois difficile de décider si l'extravasation s'est produite à la suite de troubles de la circulation, par diapédèse de corpuscules rouges du sang, par rupture de petits vaisseaux, en cas de fragilité particulière de leurs parois, ou s'il existait des *processus inflammatoires*, et s'il s'est agi par conséquent d'une inflammation hémorrhagique. Ces questions ne peuvent être résolues que par une dissection soigneuse et l'examen microscopique du labyrinthe *entier*, et en s'appuyant sur une connaissance exacte des facteurs étiologiques.

Par suite, nous ne sommes pas en état d'apprécier *le cas de Ménière*, qui a fait époque vers 1860, et qui a donné lieu à l'admission d'une forme spéciale d'affection labyrinthique, de ce qu'on appelle « la maladie de Ménière ». Dans les canaux semi-circulaires et dans le vestibule d'une jeune fille, qui aurait été atteinte de vertige et de vomissements à la suite d'un fort refroidissement pendant la menstruation, et qui devint sourde subitement, Ménière trouva « un exsudat plastique rougeâtre, une exsudation sanguine ». Le limaçon n'aurait pas renfermé d'exsudat sanguin. Le cas reste obscur sous plusieurs rapports, car on n'a pas même découvert la cause de la mort survenue cinq jours après l'accès apoplectiforme.

Les observations et recherches faites depuis ont conduit à reconnaître que la complexité symptomatique, attribuée à ladite maladie de Ménière et consistant en surdité subite, vertige, vomissements, syncope, bruits subjectifs, pouvait être provoquée, en partie du moins, par divers processus ayant leur siège dans le labyrinthe, notamment lorsque des parties de celui-ci, importantes au point de vue fonctionnel, étaient soumises à des irritations anormales quelconques, irritations pouvant être dues, les actions mécaniques mises à part, aussi bien à des processus inflammatoires qu'à un épanchement de sang. Il est certain qu'une extravasation sanguine est souvent la cause d'une diminution subite de l'ouïe et de symptômes de Ménière concomitants ; mais en examinant le cas de plus près, on reconnaîtra le plus souvent que l'oreille atteinte n'était pas complètement intacte auparavant, qu'elle avait été déjà le siège d'hyperhémies inflammatoires. Politzer remarque avec raison que toute hémorrhagie et exsudation n'est pas par elle-même la cause déterminante de l'apparition des symptômes de Ménière, « mais par son action sur certains tissus du labyrinthe membraneux ». Des extravasations de sang et des dépôts pigmentaires, des produits exsudatifs dans des parties sans importance au point de vue fonctionnel, peuvent donc parfois exister depuis longtemps déjà, lorsque la production d'extravasations dans le domaine des terminaisons nerveuses amène le début, en apparence tout à fait aigu, d'une maladie de Ménière.

Si nous ne pouvons en conséquence conclure de l'ensemble des symptômes de Ménière à une forme spéciale d'affection labyrinthique, les extravasations de sang pouvant provenir de causes diverses, Ménière n'en a pas moins le mérite d'avoir montré le premier, par l'observation anatomo-pathologique, que des symptômes en apparence cérébraux peuvent dépendre d'affections labyrinthiques.

Une participation spéciale du labyrinthe par extravasation de sang a été constatée par Moos dans un cas de *pachyméningite hémorrhagique*. A côté d'une forte réplétion des vaisseaux, il a trouvé des épanchements de sang plus ou moins considérables, visibles sous le microscope le long des veines et des faisceaux nerveux ; en outre, de nombreux dépôts pigmentaires sur la paroi externe de l'utricule, dans le canal de Rosenthal, entre les feuillets de la lame spirale osseuse, sur la paroi externe d'une ampoule et d'un canal semicirculaire membraneux indiquaient des hyperhémies antérieures. Moos a observé aussi à plusieurs reprises l'atrophie et la dégénérescence des tissus labyrinthiques, mais en les attribuant à des troubles de la cir-

culation du sang et de la nutrition à cause de la rareté
de la constatation d'une inflammation récente.

Dans un deuxième cas examiné par Moos et moi, il
s'agissait, en dehors de l'hématome de la dure-mère,
d'une paralysie progressive datant de treize ans, chez
un individu qui avait eu à plusieurs reprises des accès
d'apoplexie et qui finalement avait succombé au milieu
des symptômes d'une pleurésie hémorrhagique et d'un
épanchement de sang dans l'articulation du genou
droit. Ici encore il y avait des extravasations de sang
dans le limaçon, entre les fibres du nerf acoustique,
des dépôts pigmentaires avec congestion vasculaire
générale ; en outre, des thrombus s'étaient formés dans
l'artère auditive interne droite.

Dans des otites moyennes purulentes qui s'étaient
développées à la suite de la scarlatine, de la diphtérie,
du typhus, de la tuberculose, puis dans l'otite moyenne
hémorrhagico-purulente d'un diabétique, j'ai trouvé
à côté d'une forte réplétion des vaisseaux des extravasations de sang visibles sous le microscope dans les
labyrinthes. Elles se montraient sur le périoste du
conduit auditif interne, entre les fibres du nerf acoustique et de ses ramifications, entre les cellules ganglionnaires du canal de Rosenthal, dans le ligament
spiral, dans l'endosteum du vestibule, sur l'épithélium
nerveux des ampoules. Il y avait en outre des globules sanguins libres à l'intérieur des espaces périlymphatiques ainsi que dans l'aqueduc du limaçon.

J'ai pu constater également la présence d'une forte
hyperhémie veineuse et d'extravasations, telles que
celles que je viens de décrire, dans le labyrinthe d'un
garçon de treize ans mort de *méningite tuberculeuse.*
Il y avait ici des caillots jaunes, finement granuleux
dans les rampes du limaçon avec de nombreux glo-

bules sanguins libres. Cette dernière constatation montre que les produits jaunâtres de coagulation que l'on rencontre souvent dans les inflammations labyrinthiques, à l'intérieur de l'endolymphe et de la périlymphe, pourraient être dus aussi à une addition de sang extravasé.

En examinant le rocher droit d'un malade, qui était mort d'anémie pernicieuse à la suite d'un ulcère de l'estomac, Habermann a trouvé des hémorrhagies dans le labyrinthe. Elles se montraient çà et là dans le ligament spiral, dans la rampe du vestibule, entre les fibres nerveuses et les cellules ganglionnaires du canal ganglionnaire du limaçon, plus abondamment encore dans le vestibule, dans les canaux semi-circulaires et les ampoules, où la région du passage du nerf se montrait encore atteinte. Les vaisseaux présentaient de petites ectasies, l'extravasation du sang devait s'être faite par diapédèse.

Les dépôts de pigment brun et jaune, notamment dans le modiolus du limaçon, sont, comme on sait, des plus fréquents, de telle sorte que leur origine pathologique a été mise en doute. Toutefois on trouve parfois le pigment en si grande abondance, occupant même la lame spirale osseuse et accompagnant les tractus de fibres nerveuses qui passent par là, que son origine pathologique n'est pas douteuse en pareil cas.

Relativement à *l'action,* constatée cliniquement, *de certains aliments et médicaments,* notamment de la quinine, de l'acide salicylique et de quelques fébrifuges modernes sur la partie nerveuse de l'oreille, nous n'avons de renseignements anatomo-pathologiques que ceux fournis par Kirchner pour les deux premiers remèdes ; il a constaté des hyperhémies et ecchymoses dans l'organe auditif de lapins, chats et chiens, auxquels on avait fait prendre de la quinine ou du salicylate de soude. Dans plusieurs cas, le vestibule était rempli d'un liquide rougeâtre ; dans le limaçon également, l'endolymphe et la périlymphe présentaient une teinte rougeâtre.

Le sort ultérieur des extravasations de sang et leur action sur les parties voisines dépendent de leur étendue et de leur siège. De petits extravasats microscopiques sont emportés, suivant l'avis de Moos, par introduction des globules sanguins dans les cellules ou par les voies lymphatiques. De forts extravasats, déjà peut-être par pression mécanique, peuvent exercer une action destructive sur les fibres nerveuses et les organes nerveux terminaux. On ne sait pas si par eux-mêmes, sans l'intervention de germes inflammatoires ou de substances toxiques, ils peuvent provoquer une inflammation des tissus voisins. On sait, d'autre part, que les germes infectieux présents dans le corps s'accumulent et se multiplient de préférence aux points déjà lésés et qui ont été le siège d'extravasations de sang à la suite de la lésion.

Inflammations du labyrinthe.

En ce qui concerne les inflammations du labyrinthe, nous sommes naturellement mieux renseignés au point de vue anatomo-pathologique sur les formes graves et destructives dues à des processus aigus et ayant une issue fatale, que sur les affections passagères, ne laissant pas de résidus importants. Il est incontestable que des refroidissements ou des affections rhumatismales peuvent donner lieu parfois à des troubles fonctionnels graves, mais passagers, provenant peut-être de processus exsudatifs dans le domaine des fibres du nerf auditif ou de leurs organes terminaux. Les organes auditifs affectés de cette façon échappent aussi à l'examen anatomique.

Les modifications labyrinthiques qui accompagnent les *processus scléreux de l'oreille moyenne* auraient besoin d'être mieux élucidées. Quelques observations d'épaississement et de calcification du revêtement du vestibule font supposer que l'endosteum du labyrinthe participe parfois à l'affection (v. p. 52). Nous ne savons rien encore de la nature des processus dont la substance nerveuse est le siège dans ces maladies chroniques de l'oreille et qui aboutissent à l'atrophie de cette substance, comme cela résulte de quelques rares observations.

Quant aux *inflammations du labyrinthe dues à des maladies infectieuses*, des recherches récentes ont permis d'envisager d'une manière plus simple et plus compréhensible les processus pathologiques qui en forment la base. Au point de vue étiologique, ce sont certainement des germes organisés qui viennent en première ligne ; mais nous rencontrons encore ici les difficultés dont nous avons parlé, quand il s'agit de préciser le caractère secondaire ou mixte de l'infection.

Nous pouvons admettre néanmoins une certaine concordance dans l'action des divers virus ; de même que dans les maladies de l'oreille moyenne et du tissu osseux, *ces virus, au plus haut degré de puissance, produisent une mortification des tissus, détruisent les tissus du labyrinthe, et donnent lieu en même temps à une réaction inflammatoire avec formation de pus, qui explique d'une manière simple les divers états observés plus tard. La réaction inflammatoire amène la formation nouvelle d'un tissu*

— 133 —

conjonctif très vasculaire qui peut recevoir ensuite des dépôts calcaires ou s'ossifier.

Les processus décrits se laissent suivre aussi bien dans les maladies infectieuses aiguës que dans celles dont la marche est chronique. Pour la destruction du tissu, les choses peuvent se passer d'une manière différente et il est permis aux auteurs de différer d'avis sur la façon dont se produit la destruction et la néoplasie, mais il conviendrait de s'en tenir aux modifications principales et les plus importantes, et de chercher autant que possible à en découvrir les rapports.

Parmi les maladies du labyrinthe dans lesquelles on a observé des destructions et des néoplasies, on peut citer en première ligne les inflammations qui surviennent à la suite de la *méningite cérébro-spinale.* Viennent ensuite les affections du labyrinthe survenant au cours de la *diphtérie* et dans lesquelles on a constaté des nécroses et néoplasies.

Parmi les maladies infectieuses chroniques, nous signalerons la *tuberculose* et les formes tardives de la syphilis. On sait que dans ces deux maladies, il y a destruction des tissus par nécrose, à laquelle s'ajoute une inflammation proliférative sur les bords, qui toutefois ne suffit pas, en beaucoup de cas, à limiter le processus pathologique. Cependant, on rencontre aussi dans la tuberculose des formations nouvelles de tissu conjonctif et de tissu osseux qui amènent parfois une sorte de guérison, tandis que la syphilis laisse surtout des épaississements et des dépôts sur le périoste et l'os.

On a constaté encore la formation nouvelle de tissu conjonctif et son ossification à la suite d'inflammation labyrinthique, dans la *leucémie* et dans un cas d'*ostéomyélite* dont il sera question plus loin. Enfin nous pouvons ajouter que Kundrat a décrit une ossification du labyrinthe sur un homme qui, dix ans avant sa mort, avait reçu sur la tête une blessure qui fut suivie d'une otite purulente.

On comprend, du reste, que l'état anatomo-pathologique du labyrinthe varie beaucoup suivant l'époque à laquelle se fait l'examen. Quand l'issue fatale suit de près le début de la maladie infectieuse aiguë, il peut arriver que l'on rencontre *seulement des destructions*, parce que l'inflammation réparatrice n'a pas encore commencé. Dans d'autres cas, on trouve des néoplasmes conjonctifs à côté de larges destructions et accumulations de pus ; plus tard encore, l'autopsie montre des ossifications de degrés divers avec des restes plus ou moins considérables de substance conjonctive et des cellules de pus.

On comprend aussi que, d'une part, l'étendue de la destruction et, d'autre part, les résidus de l'inflammation formative doivent varier avec l'intensité de la maladie. Après une inflammation légère, on peut ne trouver que quelques filaments de tissu conjonctif partant de l'endostéum et traversant les espaces périlymphatiques (d'une manière analogue aux formations adhésives de la caisse) ; dans d'autres cas, on rencontre, en outre des épaississements de l'endostéum, des dépôts osseux au bord des rampes ou du vestibule. On peut s'attendre à des gradations diverses depuis ces altérations légères jusqu'à la réplétion complète des cavités par du tissu conjonctif ou une substance osseuse. Les ossifications du labyrinthe, que l'on rencontre assez souvent en examinant les rochers des sourds-muets, paraissent dues en partie à des inflammations du labyrinthe pendant la vie fœtale ; mais le plus grand nombre proviendrait d'inflammations datant de la première période de la vie extra-utérine.

Les altérations affectant *les nerfs et les organes nerveux terminaux* varient également depuis l'atrophie partielle des nerfs et des cellules ganglionnaires jusqu'à leur atrophie complète, depuis l'atrophie et la rétraction de l'organe de Corti jusqu'à sa destruction entière. On peut trouver des gradations de ce genre chez un seul et même limaçon (v. fig. 13). Dans d'autres cas, on constate la perte de l'organe de Corti, de la membrane de Reissner ou des deux ; des destructions des saccules, des ampoules et des canaux semi-circulaires membraneux et, s'il y a eu réaction inflammatoire, ici encore des formations nouvelles de tissu conjonctif ou de tissu osseux.

Il est à peine besoin de répéter que l'on rencontre partout, dans les cas récents d'inflammation intense, une très forte hyperhémie et des extravasations sanguines ; dans les cas d'affection récente que j'ai examinés, j'ai trouvé aussi une formation abondante de pus. Une constatation singulière faite assez souvent dans des labyrinthes où le processus inflammatoire avait déjà cessé depuis un grand nombre d'années, est celle de la présence de masses de détritus laissant reconnaître encore en partie la constitution par des cellules rondes granuleuses (pus épaissi ?). Il n'est pas rare non plus de rencontrer des cellules de ce genre isolées à côté des résidus d'inflammations antérieures.

En ce qui concerne particulièrement les *inflammations du limaçon*, plusieurs des observations actuellement connues ont montré que *la première spire* présentait des destructions plus considérables, une apparition plus précoce et un développement plus avancé des formations nouvelles que les spires supérieures. Pour les cas où l'agent morbide avait pénétré dans le limaçon par le conduit auditif interne ou par l'aqueduc du limaçon, on a pu voir dans cette constatation une indication de la transmission *progressive* du virus à l'intérieur des tractus nerveux du modiolus, ou le long de l'endostéum des espaces périlymphatiques. On pouvait supposer que l'activité du germe morbide s'épuisait parfois dans sa migration vers le sommet du limaçon. Cette hypothèse trouve un appui dans ce fait que les tissus des espaces endolymphatiques restent relativement longtemps à peu près intacts, autant qu'on peut en juger à l'aide du microscope. Toutefois, dans les cas dont la marche est très rapide, il semble y avoir transport rapide du virus dans tous les espaces labyrinthiques.

En dehors de ces voies (conduit auditif interne, aqueduc du limaçon), qui viennent en considération pour les germes morbides provenant de la cavité crânienne, ces derniers peuvent aussi, de l'avis de Moos, pénétrer par les fentes du sac endolymphatique (Rüdinger) et arriver ainsi directement dans les espaces endolymphatiques du labyrinthe. Une autre possibilité de la pénétration de germes inflammatoires dans le labyrinthe, du côté de la caisse, résulte naturellement de la destruction des membranes des fenêtres et des lacunes produites par la carie dans la capsule labyrinthique. En outre, Lucae a observé, dans un cas, la propagation de l'inflammation de la cavité crânienne aux canaux semi-circulaires par l'intermédiaire de l'appendice vasculaire de la dure-mère qui pénètre dans la fosse subarquée.

Il est beaucoup plus difficile de reconnaître les

cas où le germe pathologique a pénétré dans les labyrinthes après avoir passé dans la circulation générale. On ne peut nier la possibilité de cas de ce genre. Les surdités subites et complètes qui s'observent par exemple dans la parotidite épidémique permettent de supposer que le virus de cette maladie, qui d'ordinaire affecte de préférence certains organes glandulaires, trouve aussi parfois dans les tissus du labyrinthe un terrain favorable à son développement et y laisse des destructions durables. Pourtant, d'une manière générale, nous pouvons ranger ces inflammations primitives du labyrinthe parmi les choses rares, comparativement aux cas nombreux où le germe pathologique est transmis au labyrinthe par la cavité crânienne ou la caisse.

Les expériences intéressantes de Lichtheim, qui a injecté dans les veines de lapins des spores d'aspergillus fumigatus et de mucor corymbifer, et a retrouvé ensuite des dépôts de spores de l'aspergillus dans les labyrinthes, les reins, le myocarde et d'autres muscles, ne nous renseignent malheureusement pas sur les conditions précises d'une affection primitive du labyrinthe, quand des éléments pathogènes ont pénétré dans la circulation. Bien que les spores de l'aspergillus fumigatus et du mucor corymbifer aient les mêmes dimensions, les premières seulement ont été retrouvées dans le labyrinthe. D'après Lichtheim, les spores pourraient être déposées dans tous les organes ; mais elles ne germeraient que dans quelques-uns ; il admet en conséquence l'existence de conditions encore inconnues qui assureraient une certaine immunité aux organes épargnés. En somme, ces expériences avec des mucorinées concordent avec les nôtres relatives à certains schizophytes en ceci, que la présence du microbe pathogène ne suffit pas par elle seule à produire l'affection des tissus, mais qu'il faut qu'il s'y ajoute d'autres conditions favorables au développement du germe.

8

Enfin, je signalerai une production qu'il n'est pas rare de rencontrer, non seulement dans des inflammations graves du labyrinthe, mais encore dans des cas d'hyperhémie et d'irritation inflammatoire provenant de causes diverses. Il s'agit de grosses cellules rondes, fortement granuleuses, qui se distinguent des globules de pus par leur grosseur et la présence d'un seul noyau. Cependant, réunis en amas, elles peuvent facilement être confondues à première vue avec des agglomérations de pus. On les trouve le plus souvent dans le conduit auditif interne, entre les faisceaux nerveux, puis dans les petits canalicules osseux, à travers lesquels les fins rameaux nerveux se rendent aux saccules et aux ampoules, enfin on les retrouve aussi dans les cavités labyrinthiques où elles se rencontrent en plus ou moins grand nombre sur l'endostéum des rampes, dans l'aqueduc du limaçon, sur la membrane de Reissner ou la crête spirale. Je regarde ces productions comme étant en partie des cellules épithéliales détachées et gonflées du revêtement des trabécules conjonctifs qui partent de l'arachnoïde et accompagnent les faisceaux du nerf acoustique, en partie des dérivés des cellules épithéliales recouvrant l'endostéum des canaux labyrinthiques, les ligaments du labyrinthe et la membrane de Reissner sur les deux faces externe et interne.

J'ai aussi constaté la présence de ces épithéliums détachés et gonflés dans des inflammations du labyrinthe à la suite d'affections intracrâniennes dans lesquelles les labyrinthes avaient pris part au trouble général par de l'hyperhémie et de petites extravasations sanguines, puis à côté d'inflammations purulentes de la caisse au cours du typhus, de la leucémie, ainsi que chez un diabétique. Les maladies intracrâniennes concernaient des cas de méningite basilaire tuberculeuse, de méningite diffuse avec carie des os du crâne et un cas de tumeur du cerveau. Dans quelques-uns de ces cas j'ai vu aussi une desquamation de l'épithélium à l'intérieur du canal cochléaire.

Quelques-ûnes des cellules décrites présentaient des modifications régressives, le protoplasma granuleux avait disparu et le corps de la cellule avait pris un aspect hyalin. On voyait d'abord dans le protoplasma de petites vacuoles, qui se trouvaient déjà plus grandes sur d'autres cellules ; une troisième forme ne montrait plus que le contour de la cellule. Le noyau cellulaire conservé avait gagné la périphérie de la cellule, ce qui donnait à celle-ci l'apparence d'une bague à cachet.

On ne peut dire si la desquamation épithéliale est le résultat de processus de putréfaction, ou si elle peut se produire pendant la vie par suite d'une forte hyperhémie du labyrinthe. Dans ce dernier cas, il y aurait à se demander si des troubles fonctionnels ne pourraient résulter d'altérations de consistance de l'endolymphe par addition anormale de cellules épithéliales. Quoi qu'il en soit, la possibilité d'une confusion de ces cellules détachées avec des produits inflammatoires justifiait cette description.

Après ce coup d'œil jeté sur les altérations pathologiques communes aux inflammations du labyrinthe d'origine diverse, il reste à examiner à part certaines formes au point de vue de la participation de l'oreille moyenne à l'affection.

Inflammation labyrinthique
à la suite de méningite cérébro-spinale.

La méningite cérébro-spinale est certainement une des causes les plus fréquentes de l'inflammation purulente du labyrinthe. La connexité entre ces deux affections avait été déjà établie anatomiquement par Meckel, Heller, Lucae et Knapp, qui ont pu suivre l'inflammation purulente le long du nerf auditif depuis la cavité crânienne jusque dans les espaces labyrinthiques. Plus récemment, Habermann et moi avons publié des observations d'affections labyrinthiques, concernant des enfants et des adultes morts de méningite cérébro-spinale. Les résultats de nos recherches concordent dans les points importants; il s'agissait de destructions des tissus labyrinthiques, de l'endostéum et de parties osseuses superficielles et, en exceptant mon premier cas qui fut soumis à l'autopsie au bout d'une semaine seulement de la maladie, de néoplasies résultant d'une inflammation formative. Dans mon deuxième cas, concernant un garçon mort après quatre semaines de traitement, il y avait eu déjà formation nouvelle abondante de tissu conjonctif; le néoplasme occupait presque complètement la spire inférieure d'un limaçon (v. fig. 12) et remplissait entièrement l'espace périlymphathique d'un vestibule, et partiellement l'aqueduc du limaçon d'un côté. Le malade d'Habermann, un garçon de douze ans, ne succomba qu'au bout de sept semaines à une récidive de la méningite. Ici, outre la production de tissu granuleux et de tissu conjonctif à l'intérieur du limaçon détruit, il y avait eu déjà formation nouvelle de tissu osseux dans le conduit auditif interne, dans le limaçon et dans l'aqueduc du limaçon.

Les coupes de mes préparations atteignant le *conduit auditif interne* montraient d'innombrables globules de pus dans le pourtour des nerfs et entre leurs fibres, notamment au fond du conduit où les faisceaux nerveux étaient séparés par le pus, de telle sorte que dans les lacunes remplies de pus, on ne voyait que des lignes fibreuses isolées ou des coupes transversales de faisceaux fibreux séparés. En dehors des globules de pus, on voyait les cellules épithéliales détachées dont nous avons parlé plus haut, sous forme de grandes cellules rondes, fortement granuleuses, et de nombreuses extravasations sanguines des vaisseaux engorgés du conduit auditif interne.

Fig. 10.

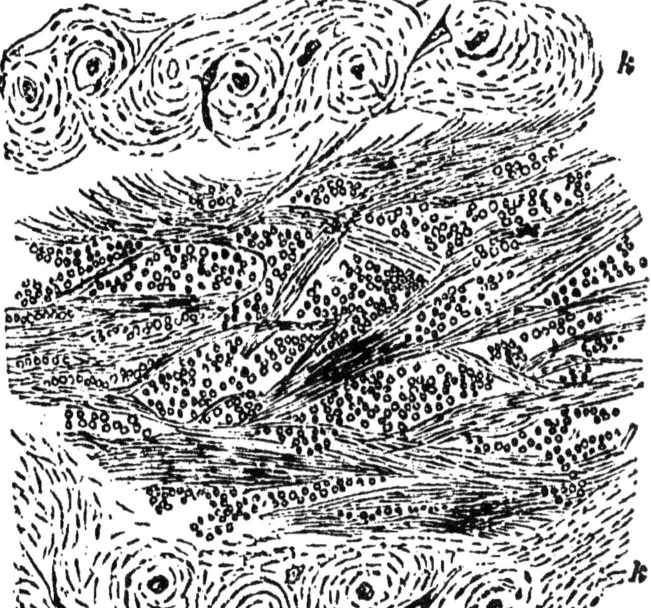

k. Délimitation du canalicule osseux servant au passage du rameau nerveux.

Une petite partie des fibres nerveuses étaient gonflées, disséminées, remplies d'un contenu granuleux, phénomènes pouvant être interprétés peut-être comme des prodromes de la destruction de la fibre. A la périphérie, on pouvait suivre la formation de pus duns le modiolus et jusque dans les rameaux délicats du nerf vestibulaire. Comme on le voit dans la fig. 10, il y avait de nombreux globules de pus entre les fibres nerveuses dans la coupe *d'un rameau nerveux aboutissant à la tache acoustique de l'utricule.* On voyait aussi des accumulations de pus et des extravasations sanguines *sur le parcours du nerf facial.* Dans le cas d'Habermann comme dans les miens, l'inflammation purulente . s'arrêtait au ganglion géniculé (v. fig. 11). Il est à remarquer que les fibres du nerf facial ont paru beaucoup plus résistantes vis-à-vis de l'inflammation purulente que

Fig. 11.

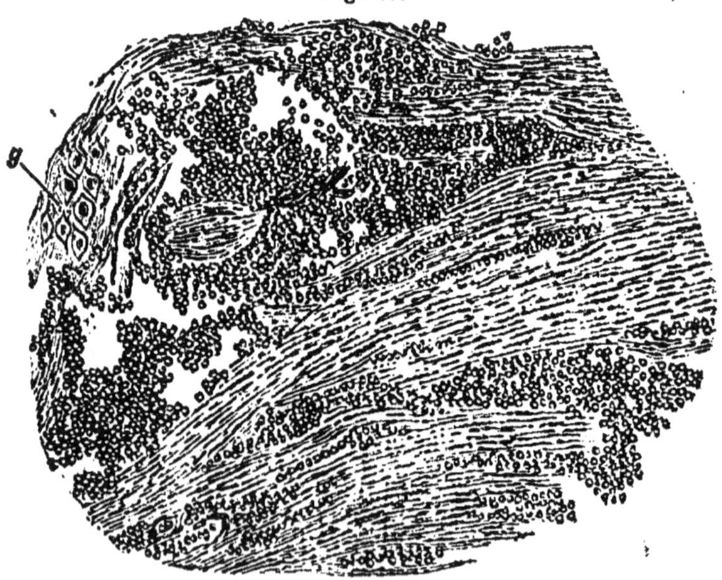

g. Cellules ganglionnaires du glanglion géniculé.

celles du nerf acoustique ; l'affection du nerf facial
constatée anatomiquement n'avait d'ailleurs donné
lieu dans aucun de nos cas à des symptômes d'irritation ou de paralysie.

Dans mon premier cas, *l'aqueduc du limaçon* contenait du pus en abondance depuis son extrémité in-
tracrànienne jusqu'à sa jonction avec la rampe tympanique. Habermann avait trouvé aussi de la suppuration à l'extrémité centrale de l'aqueduc, tandis que
la partie voisine du limaçon était déjà oblitérée par
du tissu granuleux. Ceci vient à l'appui de l'hypothèse suivant laquelle les germes infectieux de la
méningite cérébro-spinale pourraient pénétrer dans
le labyrinthe, en partie le long des nerfs, en partie
par l'aqueduc du limaçon.

Dans le cas d'une action intense du virus, il se
produit *dans le limaçon* les destructions déjà signalées, qui peuvent aller jusqu'à la suppression de
toutes les parties du canal cochléaire, de telle sorte
qu'il ne reste plus que la lame spirale osseuse et la
crête spirale, tandis que les cavités sont complètement remplies de pus, d'épithéliums détachés, de masses de détritus et de particules osseuses nécrosées. Plusieurs fois on a trouvé l'endostéum des rampes effiloché et séparé en partie de l'os par un dépôt celluleux. Le tissu du modiolus était traversé par des
vaisseaux engorgés et contenait des cellules de pus
et des globules sanguins extravasés.

Dans des cas extrêmes, les mêmes destructions nécrosiques se rencontrent aussi dans les *canaux semi-
circulaires*, les *ampoules*, ainsi que dans les *saccules
du vestibule*. En examinant mon premier cas, j'eus
l'impression que la nécrose avait atteint d'abord et
surtout l'endostéum des espaces périlymphatiques,

notamment des canaux semi-circulaires, dont les vaisseaux contenaient des thrombus et étaient détachés avec l'endostéum et les couches osseuses superficielles. Les canaux semi-circulaires osseux étaient entièrement remplis de ces détritus, les canaux membraneux avaient complètement disparu en quelques endroits. Cette disparition me parut tenir à ce que, en même temps que la destruction de l'endostéum, il devait y avoir eu également destruction des ligaments du labyrinthe et des vaisseaux nourriciers qui se rendent avec eux aux tissus labyrinthiques membraneux. Il résulte aussi d'observations ultérieures que l'endostéum joue un rôle important dans les inflammations du labyrinthe.

Dans mon deuxième cas, les tissus du canal cochléaire, notamment dans le limaçon droit où l'inflammation avait eu une marche moins pernicieuse, étaient en somme assez bien conservés, en faisant abstraction de diverses altérations dont la description serait trop longue. Pourtant le ligament spiral était ramolli, percé de petits trous, sa liaison avec l'endostéum interrompue par de fortes lacunes et fissures. Dans le limaçon gauche, qui avait beaucoup plus souffert du processus inflammatoire, on voyait le ligament spiral encore relié en quelques points avec un reste de la membrane basilaire, mais complètement séparé de la paroi du limaçon et entouré de pus. Enfin, comme résidus d'une endostéite antérieure, j'ai trouvé dans la spire inférieure du limaçon d'un sourd-muet un dépôt osseux au bord des rampes, qui passait en outre en arrière du ligament spiral (v. fig. 13). Ces observations indiquent toutes une participation à l'inflammation de la partie de l'endostéum qui sert à l'attache du ligament spiral. Dans un cas d'endostéite nécrosique du limaçon à marche rapide, partant des espaces périlymphatiques, il peut y avoir ainsi destruction du canal cochléaire par détachement du ligament spiral, avant que es germes infectieux aient pénétré dans les espaces endolymphatiques.

Dans les cas où il n'y avait pas eu de destructions nécrosiques dans les canaux semi-circulaires, j'ai trouvé l'endostéum effiloché et partiellement séparé de l'os. A l'intérieur des canaux, étaient accumulés des cellules épithéliales, des globules de sang et de pus.

La destruction et l'atrophie des fibres nerveuses, qui paraît due à l'action destructive directe du virus morbide, atteint son plus haut degré de développement, après la fin du processus, à l'intérieur des canaux de la lame spirale osseuse, en première ligne dans la première spire du limaçon où il ne reste rien parfois de la substance nerveuse. Sont atteintes ensuite les cellules ganglionnaires du canal de Rosenthal et les faisceaux nerveux qui en partent du côté central. Dans le conduit auditif interne, le tronc du nerf acoustique présente dans les cas anciens ou de date récente des lacunes plus ou moins considérables et une dégénérescence de cordons entiers, mais il y a généralement conservation d'une partie importante des fibres nerveuses.

L'organe de Corti peut être détruit complètement. Dans d'autres cas il laisse comme résidus de petits amas celluleux de faible épaisseur. Dans les formes légères d'inflammation, l'organe est reconnaissable dans ses grandes lignes, bien que ses divers tissus celluleux soient devenus indistincts, soient rétractés ou fondus en une masse homogène finement granuleuse.

La membrane tectrice, ainsi que la membrane de Reissner, sont détruites dans les cas graves. Si elles sont conservées, on voit des filaments conjonctifs partir, notamment de la membrane de Reissner, dans diverses directions. Dans le tiers de mes cas, j'ai trouvé dans une spire de limaçon la membrane de

Reissner soudée à la membrane tectrice. A l'intérieur des espaces labyrinthiques, on trouve des produits jaunâtres de coagulation qui paraissent provenir de l'endolymphe et de la périlymphe mélangées de sang extravasé.

Fig. 12.

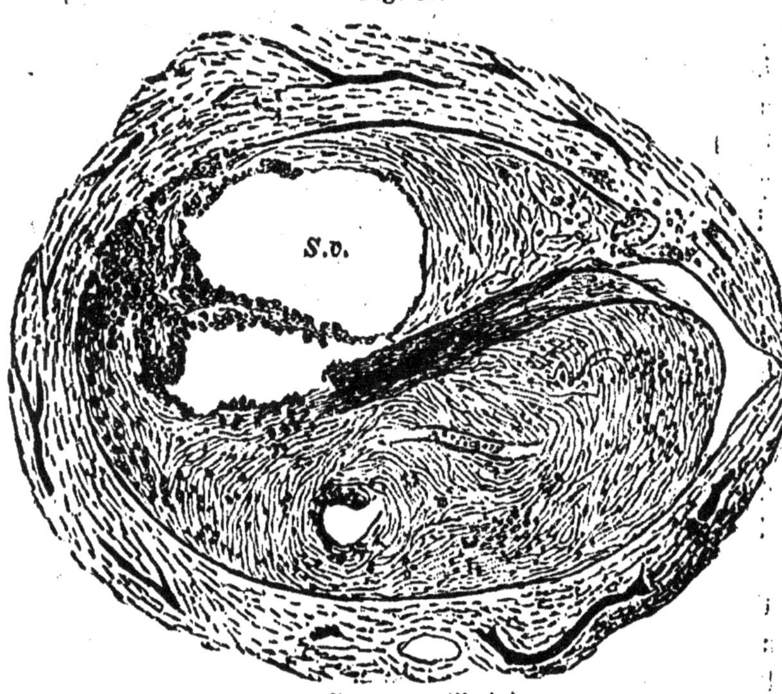

s. v. Rampe vestibulaire.

Nous avons déjà parlé à plusieurs reprises des *pro- ductions de l'inflammation formative*, qui se joint à la destruction. La fig. 12 montre une coupe de la pre- mière spire du limaçon gauche de l'enfant mort après quatre semaines de maladie (2e cas). On voit la rampe tympanique complètement remplie de tissu conjonc- tif, tandis qu'il reste encore un grand espace libre dans la rampe vestibulaire. A l'intérieur de cet espace, il y a de nombreuses cellules, parmi lesquelles des

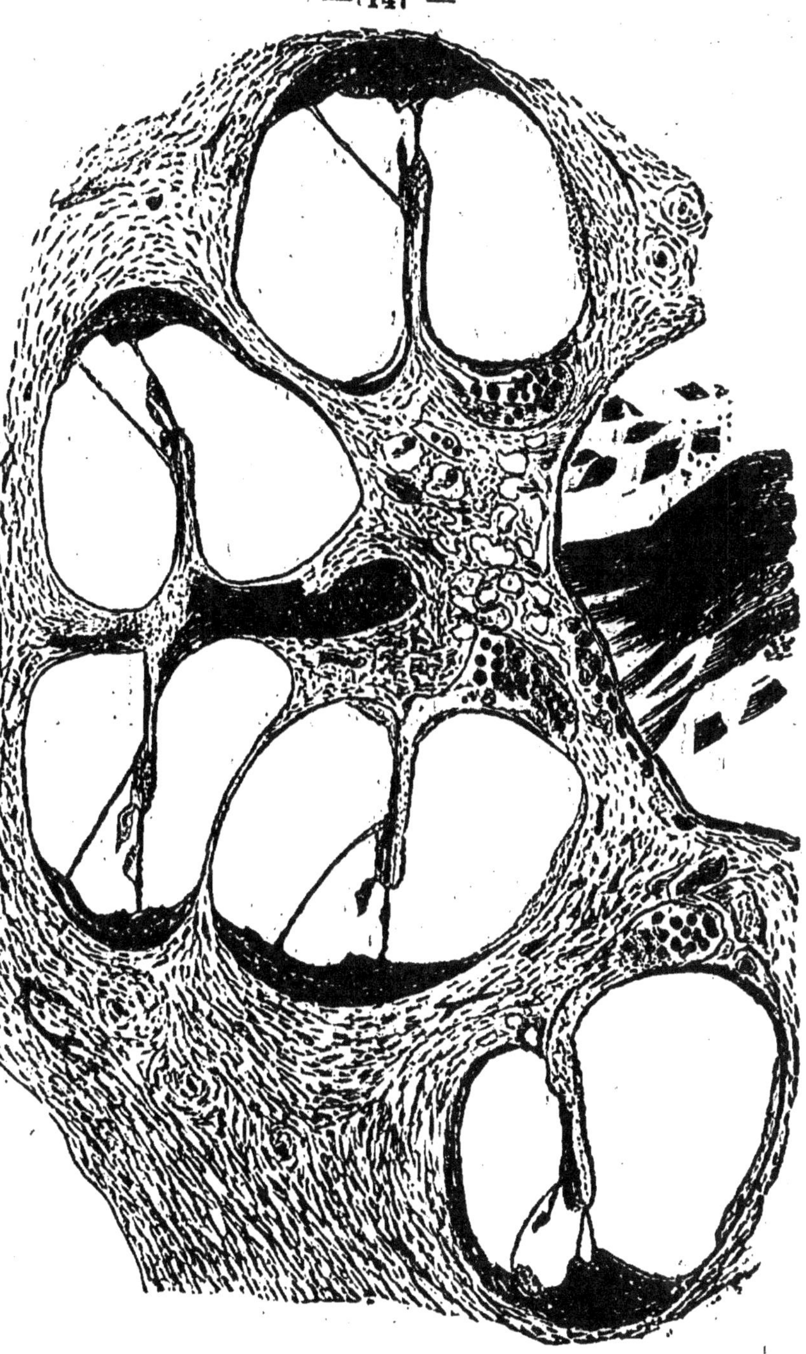

Fig. 13.

fibroblastes, dont la transformation en tissu fibreux a pu être suivie nettement sous un plus fort grossissement. Le processus correspondait complètement à celui dont nous avons parlé déjà à l'occasion de la production d'adhérences conjonctives dans la caisse. Dans le tissu conjonctif de la rampe tympanique il y avait des vaisseaux de formation nouvelle. Plusieurs fois j'ai vu se produire ailleurs (dans le vestibule et les ampoules) des extravasations sanguines de vaisseaux délicats, nouvellement formés à l'intérieur du néoplasme. Les destructions qui ont eu lieu dans ce cas sont reproduites dans la figure sans qu'il soit besoin de commentaires.

Etant donnée la fréquence des inflammations labyrinthiques à la suite d'affections méningitiques, on est conduit à attribuer aussi à des processus méningitiques, *après exclusion d'autres causes*, les modifications observées tardivement sur les sourds-muets, surtout si les deux labyrinthes ont été affectés de la même manière et si la surdité est survenue au milieu de symptômes cérébraux. La fig. 13 montre une coupe du limaçon d'un sourd-muet à 68 ans, qui avait eu des convulsions dans les premières années de sa vie. Sans avoir d'autres renseignements sur l'affection primitive, on est autorisé à admettre, d'après l'état observé, que l'élément morbide avait pénétré dans le modiolus par le conduit auditif interne et avait perdu de sa virulence dans sa pérégrination vers le sommet du limaçon. Le tronc du nerf acoustique était fortement réduit au fond du conduit auditif interne, ses fibres se rendant aux spires inférieures avaient complètement disparu jusqu'au canal de Rosenthal; de l'autre côté du groupe ganglionnaire, on retrouve quelques fibres isolées. Les cellules ganglionnaires ne sont que partiellement conservées, une grande partie d'entre elles ont disparu. Ce n'est que vers le sommet du limaçon que les filets nerveux et les cellules ganglionnaires réparaissent en plus grande abondance, et pénètrent aussi dans la lame spirale osseuse de la dernière spire. L'organe de Corti se comporte d'une manière correspondante. Il fait complètément défaut dans la spire inférieure ; dans la deuxième spire il est réduit à un petit amas celluleux ; dans la spire supérieure seulement, ses contours reparaissent, sans qu'on puisse cependant distinguer nettement les fibres et cellules. La membrane de Reissner et la membrane de Corti avaient échappé à la destruction, la dernière présentait pourtant des traces de rétraction et était diminuée à la base du limaçon. A l'intérieur des espaces périlymphatiques, la modification la plus importante consistait en un

Fig. 14.

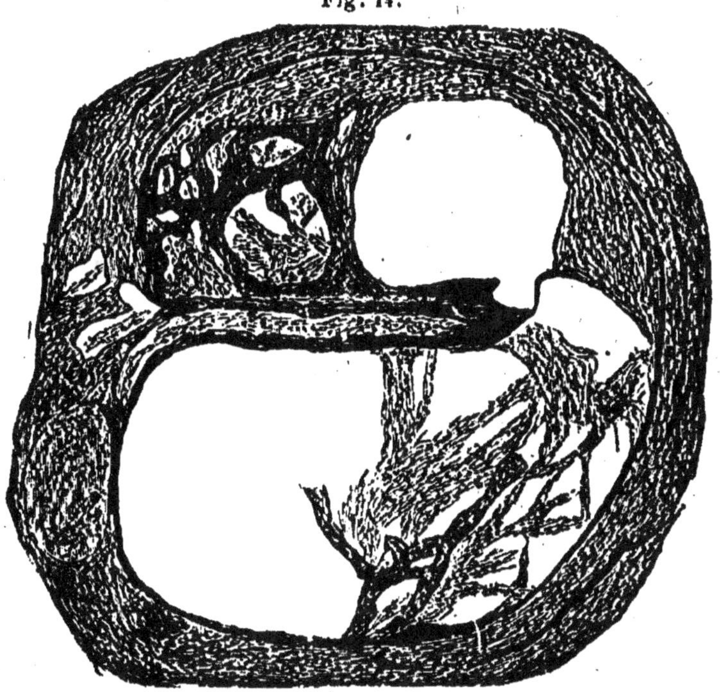

dépôt osseux au bord de la rampe tympanique de la spire inférieure, lequel se continuait aussi par places autour du ligament spiral jusque dans la rampe vestibulaire. Un processus inflammatoire a donc atteint l'endostéum et laissé des résidus d'une inflammation formative. Comme les spires supérieures, ici encore, étaient moins affectées, il est permis de supposer que le germe inflammatoire avait pénétré dans le limaçon non seulement eu suivant les filots nerveux, mais aussi par l'aqueduc du limaçon, et que l'inflammation s'était propagée lentement vers le sommet du limaçon le long de l'endostéum. Dans la première spire on voit encore un autre reste d'inflammation formative, un filament conjonctif qui va de la région de la zone perforée au ligament spiral.

Dans d'autres limaçons de sourds-muets on a trouvé les mêmes altérations pathologiques, avec la même dégradation en allant vers le sommet.

J'ajouterai encore deux figures se rapportant à des recherches antérieures faites en commun avec Moos:

La fig. 14 représente la coupe de la première spire du limaçon du labyrinthe d'une jeune fille qui devint sourde

Fig. 15.

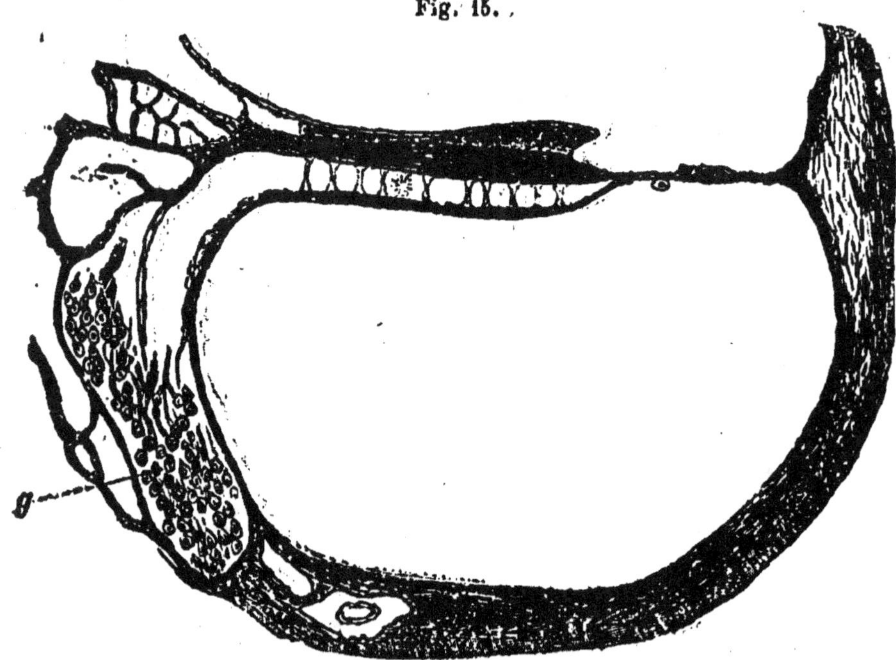

g. Cellules ganglionnaires du canal de Rosenthal.

à l'âge de quatre ans au milieu de *symptômes encéphaliques* et mourut à douze ans d'un abcès du cerveau (1).

____

(1) Le cas est publié en détail, p. 98 et s., dans le 12ᵉ vol. du « Zeitschr. f. Ohr. ».

Outre les destructions concernant les tissus du canal cochléaire, les nerfs situés à l'intérieur de la lame spirale osseuse et les cellules ganglionnaires du canal de Rosenthal, dont il n'est resté que des traces, on voit comme indice d'une inflammation formative, dans la rampe vestibulaire, un réseau osseux partant de l'endostéum épaissi, dont les mailles sont remplies de tissu conjonctif non encore ossifié ; dans la rampe tympanique il y a des produits analogues; ici pourtant le tissu conjonctif domine. Pas de néoplasmes dans les spires supérieures, qui contenaient pourtant encore des masses de détritus provenant d'une accumulation celluleuse antérieure; les nerfs des deuxième et troisième spires étaient également conservés. Les modifications les plus importantes se trouvaient ici encore dans la spire inférieure et il paraît très probable que dans ce cas également le germe inflammatoire provenait de la cavité crânienne.

La fig. 15 provient d'une préparation de la première spire du limaçon d'un sourd-muet, dont on ne savait rien des antécédents. L'organe de Corti est rétracté en un petit amas cellulaire, les nerfs ont complètement disparu dans la lame spirale osseuse ; on ne retrouve quelques fibres nerveuses qu'au milieu du groupe ganglionnaire en partie atrophié. La membrane de Reissner et la membrane de Corti font défaut. Dans les spires supérieures, les altérations étaient de nouveau plus faibles; par conséquent une connexion de l'inflammation labyrinthique avec une maladie intracrânienne ayant existé était probable.

Habermann a publié récemment le résultat de l'examen de l'oreille droite d'un sourd-muet de cinquante ans, résultat qui peut être rapporté à une affection provenant d'une méningite cerébro-spinale, car les nerfs et les cellules ganglionnaires étaient détruits dans la spire inférieure, diminués dans la spire moyenne et on n'avait trouvé qu'un épithélium pavimenteux de faible hauteur, la place de l'organe de Corti de la première spire ; mais l'atrophie nerveuse allait en diminuant vers le sommet du limaçon, l'organe de Corti augmentait de volume, et dans la spire supérieure on retrouvait des nerfs et un organe de Corti normaux. Un fait intéressant est aussi la participation du ligament spiral qui, dans les spires inférieure et moyenne, présentait en divers points une atrophie du tissu et des lacunes. L'inflammation formative avait laissé du tissu conjonctif de formation nouvelle à l'intérieur de la lame spirale osseuse de la spire intérieure, des adhérences entre le ligament spiral et la membrane de la fenêtre ronde, ainsi que des épaississements partiels de l'endostéum du vestibule. Il y avait en outre les résidus d'une otite moyenne purulente chronique, mais on pouvait exclure une transmission de l'inflammation de la caisse au labyrinthe.

Tout récemment, F. Schultze a publié des recherches concernant les organes auditifs d'une jeune fille morte de tuberculose à l'âge de treize ans, recherches faites en commun avec Küttner et qui présentent un grand intérêt. A l'âge de huit ans, la jeune fille avait été prise de fièvre, de céphalalgie, de vomissements et de constipation ; le troisième jour de la maladie, elle devint sourde. Toutefois les méninges ne montraient aucun résidu d'une inflammation antérieure et les nerfs crâniens, à l'exception des nerfs acoustiques, étaient de constitution normale. On ne trouvait plus rien de l'organe de Corti, les cavités du limaçon et des canaux semi-circulaires étaient remplies d'un tissu conjonctif ostéoïde. Les coupes du nerf acoustique (coloration de Weigert par l'hématoxyline) montraient l'atrophie de la moitié environ du tronc nerveux. Ici les enveloppes médullaires et les cylindres-axes faisaient complètement défaut et étaient remplis par un exsudat gélatineux. Un fait d'un intérêt particulier est que Schultze a pu suivre cette atrophie jusqu'à l'entrée de la racine interne dans la moelle allongée. Elle s'arrêtait ensuite assez brusquement. « *Tous les amas de cellules ganglionnaires regardés comme des noyaux acoustiques étaient partout intacts.* »

Schultze examine les raisons pour et contre l'hypothèse d'une otite labyrinthique au sens de Voltolini dans ce cas, il montre la difficulté d'admettre ici une méningite cérébro-spinale et se demande si, dans l'âge infantile qui fournit le plus grand nombre des surdités de ce genre, la *poliomyélite* aiguë ne pourrait pas aussi donner lieu à des inflammations labyrinthiques. Cette maladie survient souvent avec des symptômes indéterminés de malaise, nausée et céphalalgie, qui au début ne permettent pas de diagnostiquer d'une manière précise le siège de l'affection. *Toutefois ici encore l'addition d'un certain degré d'inflammation méningitique au processus encéphalique serait la condition d'après laquelle l'affection pourrait se propager au labyrinthe par la voie des nerfs acoustiques.* L'auteur remarque que les germes inflammatoires de la *poliomyélite* aiguë et de la méningite cérébro-spinale pourraient peut-être avoir des rapports intimes, être éventuellement identiques. C'est pour cela que le cas a été placé ici.

Larsen et Mygind rapportent le cas suivant : Un garçon de 2 ans 1/2, dont un frère plus âgé était devenu sourd quelques mois auparavant au milieu de symptômes cérébraux, puis sourd-muet, fut atteint de violentes convulsions pendant des heures, de céphalalgie et de constipation ; il garda le lit pendant huit semaines et à la fin de la maladie il avait également perdu l'ouïe. Vers le même temps, un enfant du voisinage, âgé de dix ans, était devenu sourd en présentant des symptômes « typhiques ». Le garçon devenu sourd-muet mourut de tuberculose à l'âge de 27 ans. A l'autopsie, l'examen du rocher droit donna les résultats suivants : L'oreille moyenne montrait des modifications peu importantes, à l'exception de la paroi labyrinthique où la fenêtre ovale était rétrécie en forme de fente. A la place de la base de l'étrier absente, il y a fermeture de la fenêtre par du tissu conjonctif. Les canaux semi-circulaires ont disparu dans une masse osseuse de formation nouvelle ; le vestibule est rétréci de tous côtés, les saccules sont détruits. On ne trouve du limaçon qu'une indication de la première spire, les autres sont occupées par une masse osseuse d'un blanc de craie qui se détache nettement de la capsule du limaçon. Les aqueducs du limaçon et du vestibule sont visibles à la périphérie, mais se terminent en culs-de-sac. Le nerf facial apparaît normal. Le rocher gauche présente les mêmes altérations.

Les deux nerfs auditifs sont amincis, celui de gauche plus que celui de droite. Il ne reste du nerf vestibulaire qu'un mince filament d'apparence conjonctive ; le nerf cochléaire s'interrompt dans l'os. Dans un quart du nerf,

les rares fibres nerveuses conservées montrent des enveloppes médullaires et cylindres-axes disséminés, tandis que
la masse principale est constituée par du tissu conjonctif. Dans le tronc nerveux, les fibres sont presque constituées normalement, bien qu'ici aussi le tissu conjonctif
présente un développement exagéré. Dans le cerveau, il
y avait aplatissement de la circonvolution frontale inférieure, ainsi que des circonvolutions voisines, pas
d'altération des méninges. Malgré cette dernière constatation, les auteurs concluent, probablement avec raison,
de la production presque simultanée de la surdité chez
les deux frères et l'enfant du voisinage à la suite de
symptômes cérébraux, et pensent qu'il s'agissait dans les
trois cas d'une méningite cérébro-spinale, qui avait détruit
les labyrinthes et n'avait pas laissé de traces dans les
méninges.

L'inflammation labyrinthique due à la méningite
cérébro-spinale peut sans doute se transmettre dans
des cas graves à la muqueuse de la caisse. Heller
signale des inflammations simultanées de la caisse ;
Habermann a vu chez son patient le ligament annulaire de l'attache vestibulaire de l'étrier détruit.
D'autre part, il arrive que le processus inflammatoire
passe directement de la cavité crânienne dans l'oreille
moyenne par les prolongements de la dure-mère, en
épargnant le labyrinthe. Un cas de ce genre a été
publié par Moos. Il s'agissait d'une tuméfaction de la
muqueuse de la caisse et de la formation d'un exsudat
séreux. Les labyrinthes avaient été épargnés. Moos
cite un cas analogue, décrit par Klebs, où, après
cependant une durée de près de quatre semaines de
l'affection méningitique, on trouva déjà les reliquats de
l'otite moyenne sous forme de cordons de tissu
conjonctif. Le labyrinthe serait aussi resté intact
dans ce cas.

Les deux observations suivantes de Politzer ne sont

reproduites ici qu'à cause de l'analogie *des reliquats* de l'inflammation labyrinthique. L'auteur regarde dans ces cas
l'origine de l'inflammation elle-même comme indépendante d'une affection intracrânienne.

Politzer a observé l'ossification des labyrinthes d'un
garçon mort de péritonite à l'âge de treize ans, qui à
l'âge de deux ans et demi avait eu une maladie fébrile
de quatorze jours de durée, marquée par des accès éclamptiques répétés, auxquels s'étaient ajoutés un écoulement purulent des deux oreilles et une surdité complète.
L'otorrhée aurait persisté jusqu'à l'âge de sept ans. Le
limaçon était complètement rempli d'un tissu osseux de
formation nouvelle; le vestibule était rétréci par une
inflammation et prolifération endostéique, les canaux
semi-circulaires rendus méconnaissables par une néoplasie osseuse. Les nerfs auditifs se montraient normaux et
se terminaient dans le tissu osseux. Politzer signale avec
raison l'analogie de ces processus d'ossification avec la
sclérose de l'os à la suite d'inflammation de l'apophyse
mastoïde. L'auteur considère le cas lui-même comme une
inflammation labyrinthique primitive.

Le deuxième cas concerne un garçon de neuf ans, qui
à l'âge de quatre ans devint sourd pendant une maladie
de huit jours accompagnée de perte de connaissance et
qui mourut d'encéphalite. Politzer trouva à gauche les
résidus d'une suppuration ancienne de l'oreille moyenne,
puis une atrophie des nerfs à l'intérieur de la lame spirale
osseuse et une dégénérescence des cellules ganglionnaires
du canal de Rosenthal des spires inférieures. La partie
du canal dépourvue de cellules ganglionnaires était traversée par un réseau délicat. A la place de l'organe de
Corti absent, il y avait un dépôt épithélial un peu sur-
élevé. Les noyaux et racines acoustiques étaient intacts.

L'analogie de ces observations avec les *reliquats* d'inflammation labyrinthique décrits plus haut ne peut
être méconnue. Le premier cas ne se distingue des
autres qu'en ce que le tronc du nerf dans le conduit
auditif interne était intact, ce qui fait paraître moins
vraisemblable la transmission de l'élément inflamma-

toire de la cavité crânienne au labyrinthe, *du moins par la voie du nerf.*

Inflammations de l'oreille à la suite d'affections diphtéritiques et croupeuses.

Les modifications anatomo-pathologiques intéressant le labyrinthe dans les affections diphtéritiques de l'oreille ont été décrites récemment par Moos de la façon la plus détaillée et la plus précise. Ce qui présente un intérêt particulier, c'est que Moos a pu constater la présence de streptocoques dans les rochers d'enfants atteints de diphtérie. On doit en conclure que ce n'est pas le virus spécifique seul de la diphtérie qui produit les destructions décrites ci-dessous, mais qu'ici aussi on se trouve en présence d'infections mixtes ou d'infections secondaires. Moos a trouvé les streptocoques également dans les espaces médullaires de la pyramide du rocher. Ce fait est important à cause de la participation plusieurs fois observée de tout l'os pétreux aux affections des parties molles du labyrinthe dans diverses maladies infectieuses. En outre, Moos a découvert les streptocoques dans les espaces endolymphatique et périlymphatique des canaux semi-circulaires, des ampoules, dans l'aqueduc du vestibule, dans des lacunes du périoste du rocher, ainsi que dans des lacunes de la substance nerveuse.

Les modifications pathologiques étaient à peu près du même genre que celles décrites à propos de la méningite cérébro-spinale. Il s'agissait à la fois de nécrobioses et de néoplasies. Il y avait stase et thrompose globaire des vaisseaux sanguins; ceux-ci présentaient de nombreuses ruptures, d'où étaient résultées des extravasations sanguines dans le périoste de la lame spirale osseuse du limaçon et dans la rampe tympanique. Une autre partie des vaisseaux avait été détruite. La nécrose vasculaire avait entraîné la destruction de la substance nerveuse ; on voyait des lacunes ainsi produites dans le nerf acoustique et ses ramifications. Dans les canaux semi-circulaires osseux, la thrombose des petits vaisseaux périostiques avait amené la nécrose de l'os (v. mon premier cas de méningite cérébro-spinale). D'une manière générale, le périoste jouait encore dans ces cas d'inflammation un rôle important ; il montrait une infiltration celluleuse, était épaissi, fenêtré par places, parsemé de globules sanguins ou de pigment. En d'autres points, la nécrose paraissait avoir été très rapide et sans formation concomitante de pus.

Moos est d'avis que les microcoques produisent d'abord une coagulation de l'endolymphe et de la périlymphe, puis une excrétion et coaptation des cellules lymphatiques. Celles-ci engendrent des cellules géantes et du tissu conjonctif de formation nouvelle qui occupent finalement les espaces endolymphatiques et périlymphatiques. Comme métamorphose ultérieure, on a observé la transformation en tissu osseux.

Dans les espaces médullaires de l'os, les destructions nécrosiques et les néoplasies se rencontraient les unes à côté des autres. Des espaces médullaires vides alternaient avec d'autres remplis d'un réseau conjonctif.

Dans six rochers, l'oreille moyenne montrait quatre fois la forme simple, en partie exsudative, de l'otite moyenne, dans deux cas seulement un processus diphtéritique commençant. Dans un cas, il s'agissait d'une diphtérie de la gorge, survenue à la suite de la rougeole.

Moos a publié déjà antérieurement le résultat de l'autopsie d'un cas de diphtérie scarlatineuse, concernant une petite fille de trois ans. Outre une otite moyenne purulente, la formation d'abcès parotidiens dans les deux conduits auditifs externes, il y avait dans les deux labyrinthes une forte infiltration purulente des saccules, des ampoules et des canaux semi-circulaires membraneux, ainsi que de la lame spirale membraneuse. Le vestibule montrait des deux côtés une formation nouvelle de tissu conjonctif entre le périoste et les saccules, également infiltré de petites cellules rondes et de globules de pus.

Dans un travail récemment paru, Moos rend compte des recherches faites sur l'oreille moyenne de six enfants morts de la diphtérie. Dans la moitié des cas il s'agissait de diphtérie primitive, dans l'autre moitié de diphtérie scarlatineuse. Les altérations visibles à l'œil nu se bornaient pour la plus grande partie à une hyperhémie et tuméfaction de la muqueuse de l'oreille moyenne, avec infiltration séreuse de la couche externe de la membrane du tympan. On ne trouve ni exsudat purulent ni perforation de la membrane du tympan. Dans un cas il y avait nécrose de la trompe membrano-cartilagineuse. L'examen microscopique montra de nouveau des microcoques, notamment des streptocoques qui se trouvaient à l'intérieur des vaisseaux sanguins, libres ou enfermés dans des leucocytes, dans les fentes plasmatiques du tissu conjonctif, à l'intérieur de cellules éphithéliales et de corpuscules osseux. Les microcoques pénétraient dans la muqueuse par l'intermédiaire des vaisseaux ou de la couche épithéliale. La muqueuse était traversée en quelques endroits par un réseau fibrineux et infiltrée de leucocytes. La formation d'une pseudo-membrane sur la paroi labyrinthique n'avait eu lieu que dans un cas de diphtérie scarlatineuse. L'os est directement atteint par la pénétration des microcoques dans les corpuscules osseux. Dans les muscles internes les coccus avaient amené la dégénérescence colloïde et cireuse des fibres musculaires ; dans les nerfs ils se trouvaient à l'intérieur de l'enveloppe de Schwann et de l'enveloppe médullaire.

Dans six temporaux de trois enfants morts de diphtérie, Moos et moi avons trouvé une inflammation purulente des caisses avec épaississement considérable de la muqueuse, infiltration de globules de sang et de pus et réplétion la plus intense des vaisseaux. Il n'y avait pas de dépôts diphtéritiques. Ici encore on remarquait l'extension de l'hyperhémie et du dépôt celluleux dans les filaments périostiques, pénétrant du revêtement de la caisse dans la paroi labyrinthique et dans les osselets de l'ouïe, puis la participation à l'hyperhémie et à l'infiltration celluleuse des espaces spongieux et pneumatiques voisins de la caisse. Déjà alors nous y voyions la cause de l'atteinte précoce du tissu osseux et de la nécrose rapide des osselets, telle qu'elle se présente souvent à l'observation clinique dans les affections scarlatineuses et diphtéritiques.

Dans un cas à issue fatale de scarlatine et de diphtérie du pharynx, des amygdales et de la muqueuse pituitaire, Marian a vu la caisse gauche ainsi que le conduit auditif couverts de membranes diphtéritiques, après que la membrane du tympan eut été complètement détruite en l'espace de dix-huit jours.

Hirsch rapporte deux cas de diphtérie du pharynx et du larynx, dont le premier ne fut compliqué que d'une légère otite moyenne catarrhale, tandis qu'on trouva dans le second le dépôt d'une membrane tenace, solidement adhérente à l'intérieur de la caisse. La muqueuse fortement épaissie remplissait toute la cavité tympanique; il y avait au fond un exsudat muco-purulent. Examinée sous le microscope, la membrane montra un réseau filiforme contenant des globules sanguins blancs et rouges. Des microcoques devinrent visibles après la coloration fibrineuse de Weigert. L'épithélium de la muqueuse avait presque complètement disparu, son tissu conjonctif montrait de fortes lacunes remplies d'exsudat fibrineux et contenait une infinité de globules de pus. *Partout le tableau de la nécrobiose.*

Dans un cas rapidement fatal de leptoméningite et d'otite moyenne du côté droit, Loring a observé une membrane croupeuse, constituée par des filaments fibrineux, des globules de pus, un épithélium cilié, des détritus et des hématies, et qui contenait également des microcoques. La muqueuse présentait le tableau habituel de l'inflammation purulente, mais la masse fibrineuse ne pénétrait pas dans son tissu, et par suite la membrane se détacha facilement. Il n'y avait d'ailleurs aucune complication croupeuse dans d'autres organes.

Katz a examiné les oreilles de deux enfants morts de diphtérie. Dans la caisse droite de l'un des enfants, à côté de la tuméfaction habituelle de la muqueuse, il y avait des ulcérations de cette dernière, ainsi qu'une carie aiguë des osselets et de la paroi labyrinthique, *par conséquent des processus de nécrose*. Le labyrinthe droit était complètement détruit à la suite d'irruption du processus diphtéritique dans le vestibule ; la propagation de l'inflammation à la cavité crânienne avait déterminé une méningite, qui avait ensuite transmis l'affection au labyrinthe gauche. La première spire du limaçon gauche était remplie de masses nécrosées, les autres spires remplies de pus, l'*organe de Corti bien conservé pour la plus grande partie*. Par contre, l'oreille moyenne gauche n'était que légèrement enflammée. Dans le deuxième cas, il y avait seulement dans le labyrinthe droit, notamment dans le vestibule et dans les spires du limaçon, un exsudat fibrineux et une formation abondante de pus, surtout sur la membrane de Reissner. Dans l'oreille moyenne gauche on voyait les altérations anatomiques habituelles d'une inflammation perforative. La muqueuse de la caisse contenait de nombreux streptocoques.

Stocquart a rapporté dix cas de croup laryngien à issue fatale. On examina les oreilles de quatre enfants après la mort. Une fois il n'y avait qu'une congestion de la muqueuse des trompes, une fois congestion de la muqueuse de la caisse ; dans le troisième et le quatrième cas, la caisse droite était remplie de pus et d'une pseudo-membrane, *dans le troisième cas sans participation de l'espace naso-pharyngien*, dans le quatrième cas avec participation de ce dernier et de la trompe osseuse. Le troisième cas parle donc encore en faveur de la possibilité de la pénétration de l'élément septique dans la caisse (Bezold), sans qu'il y ait en même temps lésion des trompes.

Déjà antérieurement, Wendt et Küpper ont publié des observations d'otite moyenne croupeuse. La malade de

Küpper avait du reste succombé à une diphtérie du pharynx. Nous avons cité le cas à propos des affections de la trompe.

Otite d'origine rubéolique.

Les affections de l'oreille survenant au cours de la rougeole passent en général pour des formes légères d'otite moyenne; dans la plupart des cas, il y a formation d'un exsudat séreux ou séro-muqueux, qui peut être résorbé sans amener la perforation de la membrane du tympan; ou bien il se produit des exsudations séro-purulentes avec perforation consécutive, petite habituellement, de la membrane du tympan, laquelle se referme généralement de bonne heure.

Pourtant on observe aussi dans la rougeole, en cas d'épidémie grave ou à la suite de complications par la diphtérie, des inflammations purulentes qui peuvent aboutir à des affections dangereuses de l'oreille moyenne ou à des panotites. La proportion des otites graves dans la rougeole est naturellement beaucoup plus défavorable si l'on ne tient compte que des *cas mortels*, dans lesquels l'issue fatale a été généralement amenée par des pneumonies ou méningites intercurrentes, où par conséquent il y a eu probablement infection mixte. C'est ainsi que Tobeitz, sur 22 enfants morts de la rougeole, a trouvé 17 fois (77,3 0/0) de la rougeur et tuméfaction de la muqueuse des caisses, assez souvent des destructions jusqu'à l'os, l'obstruction de la caisse par des masses muco-purulentes ou sanieuses. Dans les cas de ce genre, il ne sera sans doute pas rare de rencontrer une participation correspondante du labyrinthe.

Blau estimait que 2,5 0/0 de tous ses patients atteints de maladies d'oreille attribuaient celles-ci à la rougeole. Le même auteur, en relevant tous les cas des cliniques et policliniques publiés dans « Archiv für Ohrenheilkunde », a trouvé en moyenne 3,1 0/0 pour la rougeole et 5,2 0/0 pour la scarlatine. Blau considère avec Tobeitz les maladies d'oreille dans la rougeole comme des affections directement exanthématiques de la muqueuse de l'oreille moyenne. Wagenhaüser trouve que le début des otites n'apparaît généralement que dans la période de desquamation. Il a toujours vu une forte sécrétion du nez et de l'espace naso-pharyngien et présume en conséquence que l'affection se transmet par les trompes. Il est certain que beaucoup de cas d'otite commencent *seulement après le départ du processus rubéolique* avec réapparition de la fièvre.

Moos a soumis à l'examen le plus minutieux un cas intéressant de panotite grave au cours de la rougeole. Il s'agissait d'un garçon de trois ans, qui était mort d'une pneumonie intercurrente après sept jours d'observation. Les caisses contenaient un exsudat gélatineux, les trompes étaient intactes. La muqueuse des caisses, dont l'épaisseur atteignit jusqu'à 3 m/m., enveloppait complètement les osselets. Ses vaisseaux étaient en grande partie bouchés par des thrombus ou oblitérés, en d'autres points rompus ; par suite, en dehors d'extravasation de sang, il y avait divers indices de métamorphose régressive, notamment de dégénérescence colloïde.

Diverses destructions observées dans le labyrinthe purent être rattachées par Moos à l'immigration de streptocoques ; il s'agissait donc encore d'une infection mixte ou secondaire. Les microcoques avaient amené la nécrose des tissus de deux manières, par action directe, notamment sur la substance nerveuse, puis indirectement en provoquant une dégénérescence graisseuse des endothéliums vasculaires et la formation consécutive de thrombus, d'où étaient résultés les troubles de nutrition les plus divers, jusqu'à la suppression complète du réseau nourricier. Partout ont été décrits en détail les processus de régression, les produits hyalins, colloïdes, céroïdes de la destruction des tissus (les derniers, en même temps que la dégénérescence colloïde dans les faisceaux du muscle stapedius). *Le périoste était nécrosé par endroits, l'os mis à nu atteint de carie.* L'os avait subi d'ailleurs des troubles de nutrition par oblitération des vaisseaux dans les canalicules de Havers. Dans le limaçon, les vaisseaux du ligament spiral étaient bouchés par des thrombus, ce qui avait amené encore des troubles divers de nutrition dans le ligament. La membrane de Corti présentait des modifications de situation, l'organe de Corti était en partie atteint de dégénérescence hyaline, en partie atrophié ou complètement détruit. Les épithéliums des crêtes et macules dans les ampoules et les saccules, le revêtement cellulaire des saccules montraient une destruction commençante ou achevée.

Moos a trouvé les streptocoques dans les espaces médullaires de l'os, dans les canaux de Havers, à l'intérieur des espaces endolymphatiques et périlymphatiques des canaux semi-circulaires, dans le périoste ayant subi la dégénérescence hyaline, ainsi qu'entre les feuillets de la lame spirale osseuse.

Les organismes découverts ne se distinguent pas morphologiquement de ceux trouvés dans le labyrinthe dans les affections diphtéritiques, ils provoquent d'ailleurs, comme ces derniers, la formation de thrombus dans les vaisseaux et la nécrose directe des tissus. Moos est cependant d'avis qu'au point de vue biologique il y a eu différence d'action des deux espèces de microcoques, parce que dans le cas d'affection rubéolique on n'a observé que la nécrose et pas de tendance à la néoplasie.

Affections syphilitiques de l'oreille.

Les recherches anatomo-pathologiques concernant l'oreille dans les cas de syphilis sont rares comparativement aux observations cliniques d'affections syphilitiques de l'organe auditif. En dehors des lésions syphilitiques de l'oreille externe déjà signalées, on a trouvé dans l'oreille moyenne des altérations qui se distinguent à peine des résidus d'inflammation ordinaires, catarrhaux, scléreux ou purulents. Il en est de même pour les affections carieuses de l'os ayant une origine syphilitique. Ce qui paraît caractéristique pour la syphilis, ce sont les inflammations périostiques chroniques du rocher et des cavités labyrinthiques, avec hyperostoses ou exostoses consécutives, qui peuvent donner lieu à des rétrécissements ou à l'oblitération de ces cavités. Zeissl cite un rétrécissement du conduit auditif interne par une périostite ossifiante syphilitique, qui avait pu amener la paralysie du nerf acoustique. Dans un cas où la syphilis était soupçonnée, Schwartze a trouvé une synostose de l'étrier, une formation osseuse en forme de paroi autour de sa base et un rétrécissement du vestibule. Le même auteur a vu sortir des caisses par la paracentèse, chez des syphilitiques atteints de maladie d'oreille, des exsudats muqueux, épais, d'un jaune d'or remarquable.

Sur un individu syphilitique de trente-sept ans, qui avait souffert de bruits subjectifs intenses, de vertige et de troubles de l'ouïe, Moos a trouvé un épaississement du périoste dans le vestibule, une hyperplasie du tissu conjonctif entre les labyrinthes membraneux et osseux et une infiltration de petites cellules. Dans un autre cas de surdité, concernant une femme de quarante-neuf ans, le même auteur a observé également les issues d'une inflammation adhésive entre le périoste, les saccules et les canaux semi-circulaires, avec dépôt de concrétions calcaires.

Schwartze a trouvé une inflammation purulente aiguë du labyrinthe, sans participation de l'oreille moyenne, sur une femme de trente-deux ans atteinte de syphilis constitutionnelle, qui avait avorté et avait été soumise à un traitement mercuriel, puis était morte d'une méningite purulente aiguë. Le labyrinthe contenait un liquide séro-purulent, l'utricule et le saccule présentaient une forte tuméfaction et une infiltration purulente. Forte réplétion des vaisseaux partout ; dans les ampoules, petites extravasations sanguines. Pas de dépôt de pus sur les troncs nerveux. L'auteur considère ce cas comme une inflammation primitive du labyrinthe.

Gradenigo a publié un cas d'ossification des deux labyrinthes et l'attribue également à une inflammation labyrinthique primitive. Il s'agissait d'une jeune fille de quinze ans, morte de tuberculose. Les parties molles du labyrinthe étaient complètement détruites, ses cavités remplies de tissu osseux et fibreux. A gauche on ne trouvait pas trace des canaux semi-circulaires. Les nerfs se montraient bien conservés dans le conduit auditif interne et on pouvait les suivre jusque dans le modiolus et les lamelles osseuses de formation nouvelle. Dans ce cas encore, les lésions à l'intérieur des deux limaçons étaient surtout accusées dans la première spire, tandis qu'il n'y avait pas de néoplasie dans les spires supérieures, mais encore des traces de la lame spirale osseuse, et, à droite, aussi de la membrane basilaire. Gradenigo admet que l'inflammation a atteint sa plus grande intensité dans le vestibule et s'est propagée de là dans les canaux semi-circulaires et le limaçon, en diminuant d'intensité vers les spires supérieures.

Dans le rocher gauche il y avait en outre les traces d'une otite moyenne purulente chronique grave. L'oreille moyenne et l'oreille externe droites étaient intactes.

Gradenigo conclut de l'observation clinique, que dans ce cas l'otite primitive constatée anatomiquement était due à la syphilis héréditaire.

Dans des cas de syphilis invétérée, on trouve aussi les nerfs et les cellules ganglionnaires en partie dégénérés ou détruits, peut-être par transmission du virus au tissu revêtant les canaux nerveux, peut-être aussi par nécrose directe. Dans les cas anciens de syphilis, on aura à considérer que les malades sont fréquemment disposés à la nécrose des tissus par le mercurialisme et la tuberculose intervenant comme complications. Politzer a décrit l'atrophie et la destruction des cellules ganglionnaires dans le canal de Rosenthal du limaçon, chez un homme de cinquante ans, sourd depuis dix ans et atteint de syphilis. Moos et moi avons constaté également, en dehors d'extravasations sanguines à l'intérieur des troncs nerveux, des lacunes dans la masse ganglionnaire du canal de Rosenthal et une atrophie des fibres du nerf acoustique entre les feuillets de la lame spirale osseuse, notamment dans la première spire ; en outre une forte lacune dans les coupes du nerf facial, enfin des solutions de continuité dans l'épithélium nerveux des ampoules supérieures du côté gauche.

Du reste, les tissus des espaces endolymphatiques étaient relativement bien conservés, bien qu'on ait trouvé dans l'os lui-même de grandes destructions par nécrose. On voyait dans l'os des cavités remplies en partie d'une charpente fibreuse, en partie de globules sanguins, de graisse et de masses de détritus ; les espaces médullaires étaient agrandis par destruction des cloisons. Le périoste du promontoire était épaissi, de texture caverneuse ; de nombreux filaments de tissu conjonctif reliaient la muqueuse de la niche de la fenêtre ronde à la membrane bombée de cette fenêtre. Il y avait donc ici encore à côté les uns des autres les reliquats de processus régressifs et de processus formatifs.

Moos et moi, en examinant les rochers d'un sourd-muet, avons trouvé des modifications qui pouvaient être rapportées avec grande probabilité à une dyscrasie syphilitique. Elles consistaient en épaississement du périoste, sclérose de l'apophyse mastoïde, hyperostose du conduit auditif osseux, de la paroi labyrinthique et de la base de l'étrier, du toit du tympan ainsi que du plancher de la caisse. La décalcification avait demandé un temps extraordinairement long. Il y avait aussi des cavités pathologiques dans la paroi du vestibule ainsi que dans la capsule du limaçon, qui contenaient des masses caséeuses, des globules de pus, des cellules granuleuses, des caillots de sang et du pigment. La base de l'étrier, en dehors de l'épaississement de l'os, présentait des parties atteintes de carie. Du côté gauche, la fenêtre ovale était transformée en une fente étroite que surplombait de beaucoup le canal facial. *Les tissus du limaçon gauche étaient conservés quant à la forme ;* dans le limaçon droit l'organe de Corti était maintenu par endroits ; sur d'autres préparations, il ne restait que les fibres internes et des masses celluleuses irrégulières. A l'intérieur des canaux semi-circulaires membraneux, les papilles étaient très développées et formaient une forte saillie. Les deux caisses présentaient le tableau d'une otite purulente perforative chronique ; à gauche la tête du marteau était atteinte de carie.

Le cas que j'ai publié, concernant l'état présenté par le labyrinthe droit d'un jeune homme de dix-sept ans mort de tuberculose, qui avait une malformation bilatérale des pavillons et des fistules cervico-branchiales, concordait sous beaucoup de rapports avec les deux derniers cas au point de vue des modifications pathologiques ; je puis le considérer en conséquence comme dépendant également de la syphilis. Outre une otite moyenne purulente chronique, des pertes de substance des deux premiers osselets par suite de carie, il y avait partout les traces de processus périostiques et hyperostosiques, et ces derniers avaient amené des déplacements et le rétrécissement de canaux nerveux et de cavités labyrinthiques. La fenêtre ovale présentait une obturation osseuse, l'étrier manquait; les canaux semi-circulaires osseux et membraneux avaient leur calibre diminué, les derniers étaient reliés à l'endostéum des canaux osseux par du tissu conjonctif de formation nouvelle. La membrane de la fenêtre ronde se trouvait partiellement ossifiée, la fenêtre ronde elle-même rétrécie. La forme ronde des rampes du limaçon était en partie altérée par l'hyperostose; leurs coupes étaient anguleuses. *Les tissus du canal cochléaire étaient à peu près conservés, à l'exception de ceux de la première spire.* La paroi interne de l'utricule montrait en plusieurs points des saillies papillaires, le périoste du vestibule beaucoup de pigment. Dans la paroi osseuse épaissie qui séparait le vestibule de la caisse, il y avait une grande cavité remplie d'un réseau fibreux de tissu conjonctif, de cellules rondes et de masses de détritus. Le nerf facial était détruit jusqu'au ganglion, géniculé ainsi que le ganglion lui-même et ils étaient remplacés par du tissu conjonctif. De l'autre côté du ganglion ou retrouvait sur les coupes une petite section nerveuse, entourée d'une couche de tissu conjonctif d'une épaisseur anormale, qui ne pouvait être constituée que par les fibres provenant du nerf grand pétreux superficiel.

Egalement dans ce cas, les tissus des espaces endolymphatiques n'avaient donc été atteints qu'en deuxième ligne par la maladie; celle-ci paraissait avoir d'abord attaqué surtout l'endostéum par des processus inflammatoires. L'hyperplasie et la destruction se trouvaient l'une à côté de l'autre.

Récemment, dans un cas de syphilis tertiaire où les caisses contenaient un exsudat sanguinolent et montraient un léger épaississement de la muqueuse, Kirchner a observé des altérations des vaisseaux sanguins, telles que celles décrites par Heubner sur les artères du cerveau de malades syphilitiques. Dans le pourtour des vaisseaux il y avait une infiltration de petites cellules, traversant aussi toute la paroi vasculaire, et de plus dégénérescence adipeuse et pigmentation des endothéliums. En d'autres points, l'infiltration celluleuse avait déjà donné lieu à la formation de tissu conjonctif et il en était résulté la sclérose et l'oblitération des vaisseaux. Des néoplasies osseuses en forme de lentilles, provenant d'une inflammation périostique, se trouvaient sur le promontoire. Les canaux de Havers avaient aussi participé au processus inflammatoire par une infiltration de petites cellules, la formation nouvelle de tissu conjonctif et un dépôt osseux. Il y avait en outre dans la paroi labyrinthique des cavités plus ou moins grandes, remplies de détritus, qui provenaient de la modification des tissus à la suite d'oblitération vasculaire.

Tuberculose.

Les individus tuberculeux présentent assez souvent des affections de l'oreille, mais la plupart d'entre elles sont constituées par de simples processus inflammatoires non purulents ou leurs résidus, et alors, la plupart du temps, il est impossible de savoir si la maladie d'oreille est en rapport direct avec la maladie générale ou tient à des complications pouvant être dues à d'autres agents infectieux. Nous ne possédons, il est vrai, que de rares données statistiques concernant la fréquence des affections tuberculeuses de l'oreille, mais ces données paraissent indiquer que les conditions ne doivent pas être très favorables pour l'infection tuberculeuse de l'organe auditif, en tant du moins qu'elle aboutirait à des processus purulents destructifs. C'est ainsi que E. Fränkel, sur 50 autopsies de phtisiques, a trouvé 16 fois une maladie d'oreille, 8 fois avec et 8 fois sans participation de l'espace naso-pharyngien. Parmi ces 16 cas, on n'a constaté que 3 fois une inflammation purulente. Dans les 13 autres cas, il s'agissait, 8 fois d'une otite moyenne avec exsudation muqueuse et 5 fois de processus scléreux ayant abouti à des formations adhésives. Si l'on considère en outre que, dans ces cinquante autopsies, Fränkel a trouvé vingt et une fois l'espace naso-pharyngien affecté, le plus souvent avec formation d'ulcérations, lesquelles avaient même atteint plusieurs fois les bourrelets et l'entrée des trompes, sans que les caisses aient participé à la maladie, il en résulte que l'immigration de bacilles tuberculeux dans la muqueuse de la cavité tympanique est plus rare qu'on ne l'admet d'ordinaire, comparativement à la fréquence de la phtisie.

Les relevés statistiques de Moldenhauer concordent avec les précédents; il a trouvé pour les inflammations purulentes des phtisiques une proportion encore plus faible que Fränkel. Sur 294 cas de phtisie à issue fatale observés à Leipzig dans la clinique de Wagner, on n'a noté que 7 fois une suppuration d'oreille, 28 fois en tout une diminution de la portée de l'ouïe de l'une ou des deux oreilles. L'examen anatomique des organes auditifs aurait donné sans doute un nombre supérieur à ce dernier, notamment à l'égard de résidus de processus antérieurs; le faible nombre des inflammations purulentes n'en reste pas moins très remarquable. Il faut ajouter que toute suppuration d'oreille survenant chez des tuberculeux n'est pas forcément de nature bacillaire. D'ailleurs les affections tuberculeuses caractéristiques de l'oreille moyenne ne se manifestent souvent que dans les dernières périodes de la phtisie et amènent alors des destructions rapides et souvent profondes.

La destruction rapide et souvent non douloureuse de la membrane du tympan a été déjà signalée précédemment. Schwartze a vu se produire des destructions de ce genre dans les dernières phases de la phtisie sans accompagnement d'hyperhémie et de tuméfaction de la muqueuse de la caisse et il les regarde comme le résultat d'une tuberculose primitive de la membrane du tympan. Mais plus souvent on rencontre en même temps des ulcérations de la muqueuse de la caisse, notamment sur le promontoire, la mise à nu de l'os et la carie de ce dernier, des destructions carieuses de degrés divers des osselets généralement petits et graciles, jusqu'à leur disparition complète, à l'exception de la base de l'étrier. L'accumulation de pus dans l'oreille moyenne est abondante, crémeuse ; le pus contient parfois des fragments caséeux, *adhère d'une manière extrêmement tenace dans les excavations de l'os* et remplit généralement l'antre mastoïdien et les cellules mastoïdiennes voisines. La carie tuberculeuse donne lieu assez fréquemment à des destructions à l'intérieur de l'apophyse mastoïde, à des lésions du canal de Fallope et le plus souvent à la corrosion du canal carotidien et de l'artère.

Dans les cas de longue durée de l'affection tuberculeuse de l'oreille, la réaction inflammatoire se traduit par la sclérose de l'apophyse mastoïde et de diverses parties des parois osseuses de l'oreille moyenne. Le conduit auditif osseux peut aussi participer à l'hyperplasie. Mais la puissance destructive du virus l'emporte toujours sur les productions protectrices de l'inflammation formative, de telle sorte qu'il n'y a guérison que dans les cas les plus rares. Parfois des destructions de ce genre ne se rencontrent que d'un côté, tandis que l'autre oreille présente les traces d'une inflammation récente, non purulente en ses issues, telles que formations adhésives, épaississement de la muqueuse et opacités de la membrane du tympan, ou ne participe éventuellement à la maladie générale que par une hyperhémie.

Après la découverte du bacille tuberculeux, celui-ci a été trouvé pour la première fois par Eschle dans l'exsudat purulent d'otites moyennes chez des tuberculeux. Puis Voltolini et plus tard Nathan ont fait des constatations du même genre. Mais l'examen a donné aussi des résultats négatifs dans des cas de tuberculose où il y avait suppuration d'oreille et où les crachats contenaient régulièrement des bacilles tuberculeux; tels sont ceux publiés par Gessler, Kanzler et J. Gottstein. Moos et moi n'avons pas non plus trouvé de bacilles tuberculeux dans notre cas d'hémorrhagie mortelle de la carotide, en dépit de recherches multipliées. Habermann également n'a pas découvert de bacilles dans l'exsudat de l'otite moyenne d'un tuberculeux, dont la muqueuse de la caisse contenait de nombreuses nodules renfermant des bacilles. Par suite, un résultat négatif de recherches temporaires en ce qui concerne les bacilles ne permet pas de décider de la nature de suppurations existantes.

Nous devons à Habermann les recherches les plus approfondies sur les affections tuberculeuses de l'oreille. Cet auteur a publié récemment les résultats de l'examen histologique minutieux de huit cas. Sauf dans un cas, en dehors des constatations habituelles dans la phtisie chronique, il s'agissait d'une tuberculose miliaire des organes abdominaux. Pourtant Habermann serait porté à croire que la transmission de la tuberculose à l'oreille n'a pas lieu par le courant sanguin, car les muqueuses sont rarement atteintes par cette voie, mais par introduction des bacilles par les trompes d'Eustache. L'auteur admet qu'ils se nichent dans la muqueuse des trompes et de l'oreille moyenne, et qu'ils y donnent lieu d'abord à la formation de nodules superficiels, suivis d'autres plus profonds pénétrant jusqu'à l'os et à l'intérieur de ce dernier. Les nodules présentent le tableau connu des tubercules miliaires. Ils se trouvent de préférence dans la trompe osseuse, au voisinage de l'orifice tym-

10.

panique, dans la portion inférieure de la membrane du tympan et dans les plis muqueux et poches qui entourent les osselets. Dans les cas les plus récents, les parties les plus cachées de la caisse ne renfermaient pas de nodules, tandis que les parties plus exposées en renfermaient toujours. D'après Habermann, cette particularité serait une nouvelle preuve de la non-invasion des germes par la voie sanguine.

Plusieurs fois, des destructions par carie ont été constatées sur la paroi interne du labyrinthe, les osselets, le toit du tympan ; dans trois cas, elles intéressaient le canal de Fallope et avaient amené tantôt des inflammations du névrilème, la formation de tubercules à l'intérieur du nerf, tantôt la destruction complète d'une partie de ce dernier.

Dans trois cas, la carie avait traversé la capsule labyrinthique et il en était résulté la destruction des tissus labyrinthiques. La formation de tubercules et la destruction se continuaient jusqu'au fond du conduit auditif interne et y avait atteint aussi le nerf. En cas de durée prolongée de la maladie, il y avait encore ici formation nouvelle de tissu de granulation et de tissu fibreux. Une guérison relative de la tuberculose labyrinthique serait donc du domaine des choses possibles, et nous devons rappeler la communication de Wendt qui, après guérison de la carie chez un tuberculeux, a trouvé le conduit auditif interne oblitéré par du tissu conjonctif.

Habermann admet qu'à la suite de perforation de la capsule labyrinthique, le processus pathologique s'étend d'abord aux espaces périlymphatiques, et que les tissus des espaces endolymphatiques ne sont atteints que d'une manière secondaire.

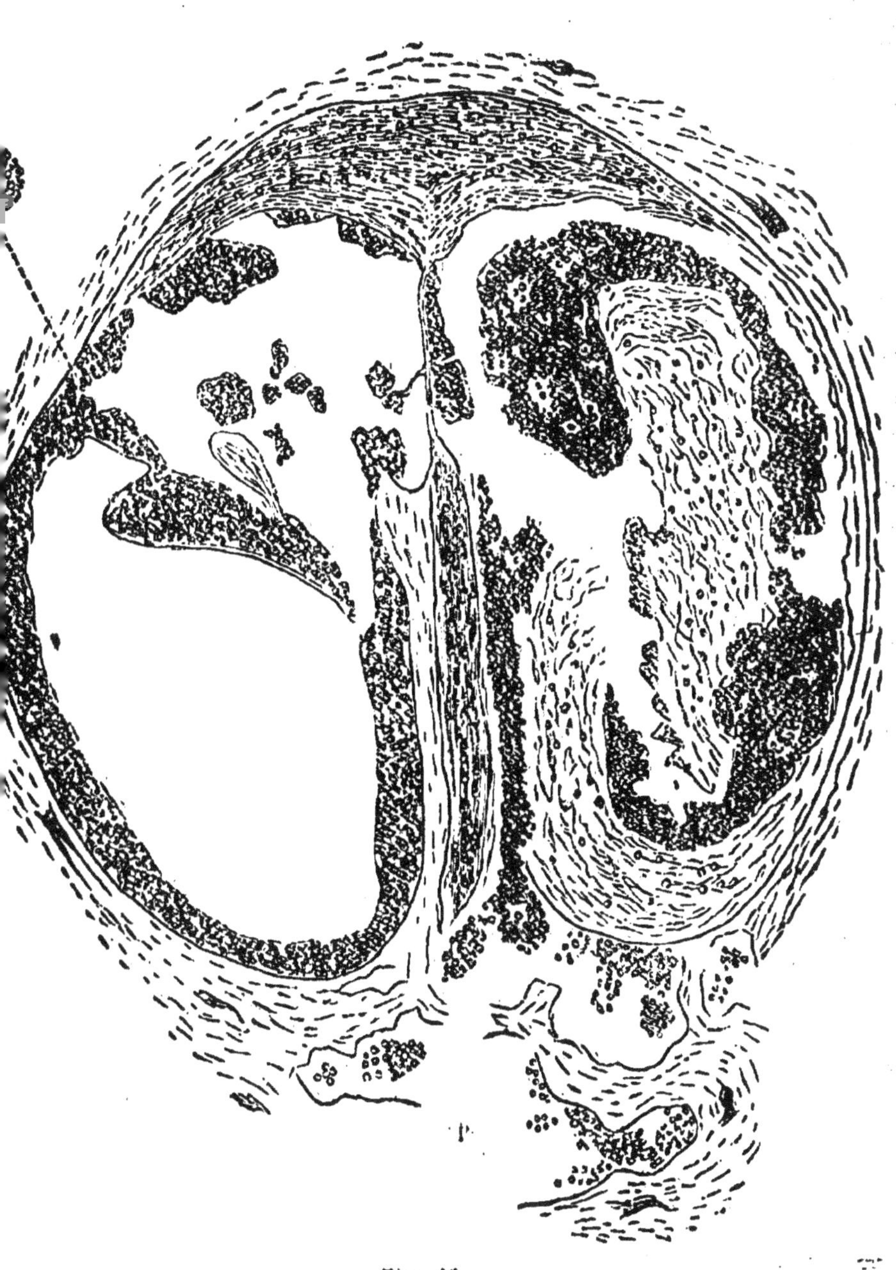

Fig. 16.

La figure 16 montre une coupe de la première spire du limaçon gauche d'un homme de vingt-cinq ans, mort de tuberculose gé.érale. J'ai trouvé dans les deux rochers des destructions considérables par carie et nécrose. Du côté gauche, la membrane du tympan, le marteau et l'enclume faisaient défaut. La muqueuse de la paroi labyrinthique était détruite; un dépôt purulent crémeux adhérait solidement au promontoire mince, déchiqueté par la carie, voisin de la perforation et dans les excavations de la paroi labyrinthique. Le bord supérieur de la base de l'étrier atteinte de carie était percé; le vestibule était rempli de pus, on y reconnaissait encore la forme de l'utricule. Les ampoules étaient presque complètement détruites. Il y avait un caillot finement granuleux dans le canal semicirculaire supérieur osseux. Les papilles du canal membraneux s'étaient multipliées.

On voit dans la figure une accumulation de pus dans les rampes du limaçon ainsi qu'à l'intérieur des tissus; mais il y a aussi dans la rampe tympanique un tissu à stratification plus concentrique vers le bord de la rampe, qui se transforme au milieu de celle-ci en un réseau délicat formé par des fibroblastes. Il s'agit donc encore, à côté des destructions considérables, d'une formation nouvelle commençante de tissu conjonctif. (L'endostéum se montrait par endroits effiloché.) L'organe de Corti est détruit à l'exception d'une fibre, les membranes de Reissner et de Corti sont détachées.

Le pus avait pénétré dans tous les canaux nerveux, jusqu'à l'intérieur du conduit auditif interne. Le canal facial était ouvert en plusieurs points par destruction carieuse et contenait du pus. Le nerf lui-même présentait une faible section et avait entre ses faisceaux des cloisons de tissu conjonctif d'une grande épaisseur. Il y avait de nombreuses concrétions de phosphate de chaux dans l'endostéum des canaux nerveux, notamment dans le canal du nerf du saccule.

Sur un homme de vingt-trois ans, mort de tuberculose générale, Gomperz a trouvé la membrane tympanique gauche détruite, seulement des débris nécrosés du marteau et de l'enclume, des formations granuleuses dans les niches des fenêtres, la muqueuse de la paroi labyrinthique épais-

sie par places ou absente. Les cellules mastoïdiennes
étaient remplies d'une masse caséeuse, finement granuleuse. Le canal de Fallope se trouvait ouvert de deux
côtés, le névrilème fortement épaissi, traversé par des cellules rondes, le nerf lui-même atteint d'inflammation purulente. L'endostéum du labyrinthe et ses tissus membraneux avaient participé à l'inflammation, étaient épaissis
par infiltration de cellules rondes, le saccule et l'utricule
transformés en tissu de granulation. Les canaux de Havers
du limaçon se trouvaient élargis, remplis de tissu granuleux, le névrilème du nerf cochléaire était traversé par
des cellules rondes. Quant à la dépression de la
membrane de Reissner observée dans le limaçon, je
renvoie le lecteur aux pages 187 et suivantes.

Dans le cas plusieurs fois cité de corrosion de l'artère carotide interne gauche, Moos et moi avons examiné aussi l'oreille droite du malade, qui avait également
ment présenté des troubles fonctionnels pendant la
vie. Nous avons trouvé ici encore une sclérose de l'a-
pophyse mastoïde, du toit de la caisse et de la paroi
labyrinthique, et des résidus conjonctifs d'inflammation dans la caisse. En examinant le labyrinthe, on
trouva la membrane de la fenêtre ronde épaissie ; sur
sa face interne il y avait un dépôt de masses de détritus celluleuses, friables, lesquelles bouchaient aussi
en un point l'aqueduc du limaçon. Dans le vestibule,
on remarquait un cordon de tissu conjonctif reliant
deux de ses parois, les ligaments du labyrinthe étaient
épaissis ; enfin il y avait en différents endroits un
pigment abondant, rouge-brun et jaune. Des processus inflammatoires avaient donc atteint les parties
molles de l'oreille moyenne et du labyrinthe et il
s'était produit de petites hémorrhagies. Les altérations des parties osseuses indiquaient même une
longue durée ou une répétition fréquente de l'hyperhémie inflammatoire. Mais comme le malade avait eu

le typhus un an auparavant, l'étiologie des modifications constatées reste indécise. Toutefois, abstraction faite de la cause, la participation de l'endostéum labyrinthique à l'affection de l'oreille moyenne valait la peine d'être mentionnée.

Zaufal a rapporté un cas de tuberculose primitive du rocher. A côté de la carie des osselets et de l'hyperostose du plancher de la caisse droite, qui avait bouché l'entrée de la fenêtre ronde, il y avait un foyer tuberculeux formé à l'intérieur de l'os, dans le tiers moyen de la face antérieure de la pyramide, qui n'était relié ni avec les cavités du labyrinthe ni avec la caisse. Dans l'oreille gauche, il paraissait y avoir eu guérison d'une carie antérieure. A l'autopsie du malade, âgé de 64 ans, on avait constaté une tuberculose pulmonaire avec formation de cavernes.

Il est hors de doute que des cas de tuberculose primitive réelle du rocher, avant le dépôt de matières tuberculeuses dans d'autres organes, peuvent se rencontrer chez l'homme. Cependant, dans la plupart des cas, il serait difficile d'établir la priorité certaine de l'affection tuberculeuse de cet os.

Leucémie.

Nous avons dans la littérature médicale trois observations relatives à l'état présenté par l'oreille dans des affections leucémiques et nous en ajouterons une quatrième. La première est de Politzer ; elle concerne un homme de trente-deux ans qui eut dans sa jeunesse des accès éclamptiques, une inflammation purulente de l'oreille moyenne gauche, à l'âge de vingt ans une fièvre intermittente, et qui à l'âge de vingt-trois a fut atteint d'un chancre primitif du gland. Un an avant sa mort, il devint subitement sourd, puis succomba à une leucémie glandulaire et myélogène. L'examen des organes auditifs montra dans l'oreille moyenne droite les résidus d'une otite moyenne simple, dans l'oreille moyenne gauche ceux d'une otite moyenne purulente. Dans le limaçon droit il y avait *formation nouvelle de tissu osseux et de tissu conjonctif* à l'intérieur de la rampe tympanique; dans la rampe vestibulaire de la spire inférieure il y avait également une légère excroissance osseuse sur la paroi médiane, puis des amas de cellules lymphatiques sur la lame spirale. Les fibres du nerf auditif étaient dégénérées, ainsi que les cellules ganglionnaires du ganglion spiral. Les canaux semi-circulaires osseux étaient traversés par du tissu conjonctif de formation nouvelle très vasculaire et renfermant de nombreuses cellules; la lumière des canaux semi-circulaires membraneux était *remplie de cellules lymphatiques*. Des amas de cellules analogues se voyaient dans le vestibule droit ainsi que dans le labyrinthe gauche, où il n'y avait que des traces de néoplasie conjonctive.

La deuxième observation est due à Gradenigo, qui examina les oreilles d'un homme de soixante-trois ans mort d'une leucémie mixte, avec diathèse hémorrhagique. Le patient avait eu déjà auparavant une otite moyenne bilatérale. Le résultat de l'examen des labyrinthes fut négatif. Dans les parties supérieures de la caisse il y avait des néoplasmes conjonctifs, et à l'intérieur de ceux-ci des épanchements hémorrhagiques, ainsi que des extravasations récentes de globules rouges du sang; en outre un épaississement et une infiltration de la muqueuse de la caisse. Gradenigo est d'avis que les vaisseaux de l'oreille normale, dans les cas de leucémie, sont moins disposés que ceux de l'œil aux émigrations de leucocytes et aux ruptures, mais il admet que la prédisposition est augmentée par des états inflammatoires antérieurs ou simultanés.

Un cas que j'ai décrit concerne un homme de vingt-cinq ans, mort de leucémie myélogène.

Fig. 17.

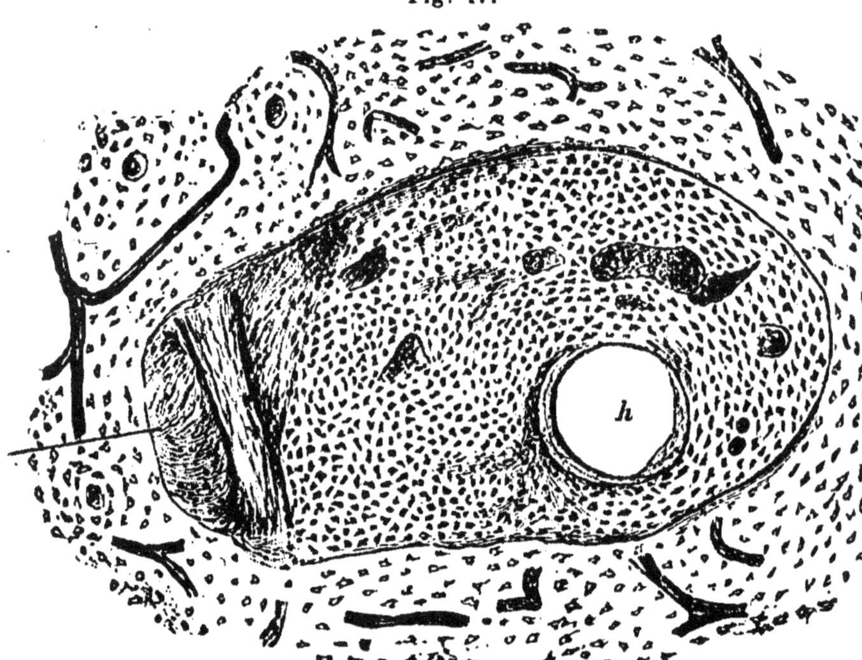

b. Tissu conjonctif. — *h.* Canal semi-circulaire membraneux.

On avait relevé dans les commémoratifs une infection sypbilitique primitive à l'âge de vingt ans; en outre le patient, à son entrée à la clinique, était déjà sourd de l'oreille gauche à la suite d'une otite moyenne purulente. Peu de temps avant sa mort il devint aussi subitement sourd de l'oreille droite. Pour l'examen, je n'eus à ma disposition que le rocher droit. Dans la caisse il y avait des adhérences conjonctives en différents points. La membrane de la fenêtre ronde était épaissie et montrait sur quelques coupes une ossification commençante. Les rampes du limaçon étaient pour la plus grande partie remplies de sang extravasé. Le conduit cochléaire contenait aussi des extravasations de globules de sang blancs et rouges, surtout dans la région de la strie vasculaire. Dans d'autres préparations elles se trouvaient sur l'organe de Corti ou masquaient la membrane tectrice. Les veines du limaçon étaient dilatées et ne contenaient pour la plus grande partie que des globules blancs du sang. Il y avait également des épanchements de sang dans le névrilème des nerfs du conduit auditif interne. Dans le saccule, extravasation abondante, moindre dans l'utricule et dans les ampoules.

Les canaux semi-circulaires membraneux étaient pour la plus grande partie entourés d'une *substance osseuse de formation nouvelle* (v. fig. 17). Tantôt celle-ci remplissait complètement les canaux osseux, tantôt elle laissait des lacunes plus ou moins grandes, occupées par du tissu conjonctif très vasculaire. Les canaux membraneux, petits mais bien conservés, contenaient un revêtement épithélial, mais pas de papilles et ne montraient pas d'extravasations.

Ces trois cas et le suivant concordent en ceci, qu'ils présentent tous des extravasations, dans lesquelles prédominent tantôt les globules blancs, tantôt les globules rouges du sang. Dans les trois premiers il y avait en outre une formation nouvelle de substance conjonctive, partiellement transformée en tissu osseux. Mais, comme dans ces cas il y avait eu auparavant des otites chroniques de longue durée, en partie purulentes, et dans deux d'entre eux une infection syphilitique, il reste un doute sur la question de savoir si la néoplasie *doit être mise au compte de la seule affection leucémique*. Ces résidus de l'inflammation peuvent dater d'une époque antérieure et provenir de maladies infectieuses, auxquelles se serait ajoutée plus tard l'affection leucémique. La dernière hypothèse est soutenue aussi par Gradenigo.

Dans un cas que j'ai examiné depuis, il s'agissait des organes auditifs d'une jeune fille de quatorze ans, morte de leucémie lymphatique, qui pendant les dernières semaines de sa vie avait été atteinte d'une surdité grave. La conductibilité osseuse aurait été aussi défectueuse. Il y avait dans les deux caisses et dans l'antre mastoïdien un exsudat muqueux, brun-rouge, qui contenait une grande quantité de globules sanguins rouges et blancs à côté de détritus et de filaments muqueux. Le revêtement muqueux était légèrement épaissi, sans injection vasculaire apparente ; pourtant, examiné sous le microscope, il montrait une forte infiltration de globules sanguins.

Le canal cochléaire, surtout celui du limaçon droit, contenait par endroits de petites extravasations sanguines entre l'organe de Corti et la strie vasculaire. Des globules sanguins isolés étaient disséminés partout dans le labyrinthe. Il y avait au contraire un fort coagulum sanguin dans le canal semi-circulaire membraneux supérieur gauche, qui était obturé à la façon d'un vaisseau par un bouchon de sang rouge-foncé, derrière lequel, du côté de l'ampoule, il était affaissé.

L'orifice cochléaire des deux aqueducs était rempli de globules sanguins. Il y avait en outre un grand nombre de globules sanguins rouges et blancs entre les fibres nerveuses et dans le pourtour des nerfs, aussi bien dans le conduit auditif interne que dans les petits filaments nerveux traversant l'os et dans le ganglion spiral. Les espaces périlymphatiques renfermaient çà et là des caillots gris, finement granuleux, que j'avais déjà rencontrés chez mon premier leucémique.

Comme détails accessoires, je signalerai une dépression de la membrane de Reissner en divers points, la convexité de la membrane de la fenêtre ronde, enfin la présence de concrétions isolées de phosphate de chaux dans le périoste du conduit auditif interne.

Dans ce cas encore le processus leucémique se manifestait donc principalement par l'extravasation de globules sanguins rouges et blancs. Mais on ne saurait dire si des produits d'inflammation progressive se seraient montrés après une plus longue durée de la maladie.

Inflammation labyrinthique au cours d'une affection ostéomyélitique.

Le cas suivant est intéressant sous divers rapports, bien que les renseignements que j'ai obtenus à son sujet soient très incomplets.

Un ouvrier de vingt ans fut atteint en mai 1885 d'ostéomyélite de l'humérus gauche, qui fut suivie de la formation d'un séquestre à l'extrémité supérieure de l'humérus, d'un relâchement entre l'épiphyse et la diaphyse et d'incapacité de se servir de son bras. Dans les premières semaines de la maladie, le malade perdit connaissance pendant deux ou trois jours avec forte élévation subite de la température, eut le délire et se trouva atteint d'une surdité grave après le retour de la connaissance; il ne comprenait que quelques mots, quand on les lui criait à haute voix dans les oreilles.

Quand j'ai vu le malade deux ans plus tard (1887), il était complètement sourd pour les sources sonores ordinaires par l'intermédiaire de l'air. Mais si l'on appuyait le diapason *la¹* en vibration sur les incisives supérieures, il entendait encore le son dans l'oreille droite. L'ut de cent vingt-huit vibrations n'était pas entendu sur les dents, mais sur l'apophyse mastoïde droite, également dans l'oreille droite. Des diapasons à notes élevées (ut³, ut⁴, ut⁵,) n'étaient plus perçus sur aucun point du crâne.

En 1889, le malade mourut d'une péritonite tuberculeuse et d'une dégénérescence amyloïde des reins, du foie et du pancréas.

L'examen des rochers gros et volumineux, qui ne présentaient pourtant pas d'autre anomalie au point de vue de la forme extérieure, montra dans les deux caisses des adhérences conjonctives des branches de l'étrier, des adhérences membraneuses dans les niches des fenêtres rondes, des opacités partielles de la membrane du tympan, et à gauche une diminution de la mobilité des osselets de l'ouïe. La muqueuse des caisses n'était pas fortement épaissie, mais terne et d'un blanc gris. Les caisses présentaient donc les traces ordinaires d'une otite moyenne simple, provenant peut-être d'une époque antérieure.

La décalcification des rochers rencontra des difficultés tout à fait exceptionnelles. Quand on essaya de pratiquer des coupes de la pyramide après avoir introduit la celluloïdine, on reconnut qu'une substance osseuse jaune, dure comme la pierre, telle qu'on la rencontre d'ordinaire en certains points seulement du labyrinthe, existait à l'intérieur de la pyramide sur toute la longueur de la préparation. La masse résista encore longtemps à une solution d'acide azotique à 20 0/0 et il en résulta une macération des couches internes incomplètement imprégnées de celloïdine ; du reste on ne put obtenir que par endroits des coupes totales satisfaisantes du labyrinthe. Malgré cela, on put très bien constater les suites d'une inflammation labyrinthique intense. La fig. 18 montre une coupe passant par la spire inférieure du limaçon gauche. Le résultat de l'inflammation est celui que nous avons appris à connaître à plusieurs reprises à la suite de diverses maladies infectieuses : destruction des parties molles, for-

mation nouvelle de tissu conjonctif vasculaire et de substance osseuse, celle-ci visible sur la paroi médiane de la
rampe vestibulaire. L'endostéum des rampes est épaissi,
le ligament spiral présentait sur quelques coupes une
ossification partielle. Les mailles du réseau conjonctif dans
la rampe tympanique contenaient des globules sanguins;
vers la paroi interne on aperçoit quelques grosses cellules
granuleuses à gros grains. Les parties foncées à l'intérieur de l'os de formation nouvelle et dans la lame spirale
osseuse correspondent à des dépôts de pigment brun-jaune.
Dans le conduit auditif interne les nerfs étaient en partie
percés de trous, en partie dégénérés en fibres privées de
moelle, analogues à des fibres de tissu conjonctif. On ne
put obtenir de bonnes préparations des spires supérieures
du limaçon gauche. Les canaux semi-circulaires montraient
également des résidus de l'inflammation sous forme de
larges adhérences des canaux membraneux avec l'endostéum de l'os. Dans une préparation, un cordon de tissu
conjonctif traversait le canal membraneux.

Fig. 18.

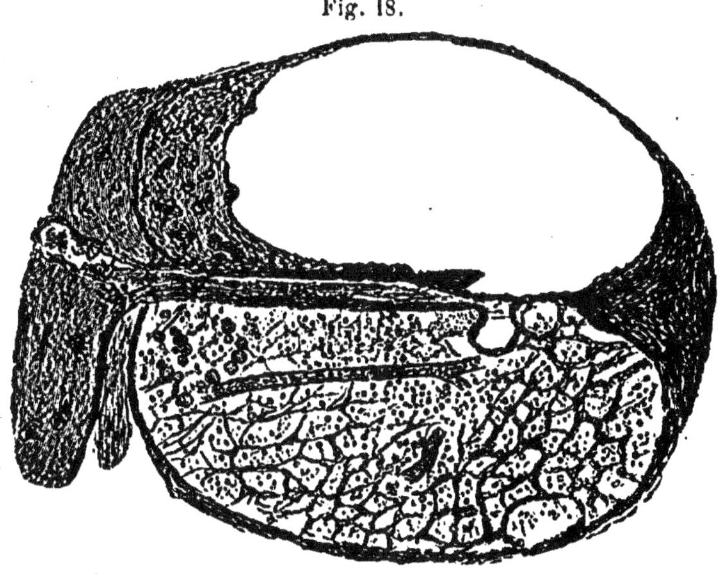

Dans la première spire du limaçon droit il y avait les
mêmes formations conjonctives et osseuses que du côté

gauche ; en outre la membrane de la fenêtre ronde était ossifiée.

La figure 19 représente une coupe passant par ladite membrane. On voit la plus grande partie de la rampe tympanique remplie de tissu conjonctif. Les régions plus foncées sont des parties ossifiées à l'intérieur de ce tissu.

Fig. 19.

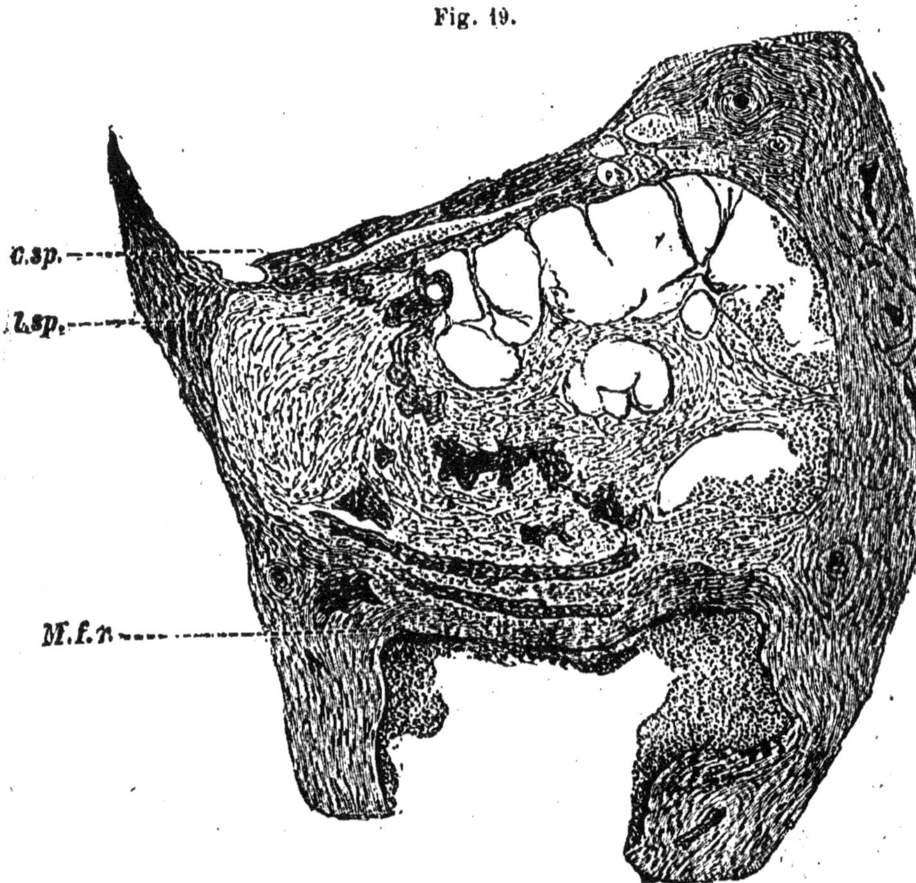

C. sp. Crête spirale; l. sp. Ligament spiral; M. f. r. Membrane
de la fenêtre ronde.

La membrane de la fenêtre est complètement transformée en tissu osseux. Les deux raies sombres au-dessus de la membrane proviennent d'une substance osseuse plus dense fortement colorée par l'acide chromique. Les nerfs ont disparu à l'intérieur de la crête spirale osseuse. On aperçoit des résidus celluleux dans la niche de la fenêtre ronde ainsi qu'à l'intérieur de la rampe tympanique.

Les spires supérieures du limaçon droit avaient moins souffert de l'inflammation. Les tissus du canal cochléaire avaient tous bien conservé leur forme, de même que les fibres nerveuses correspondantes à l'intérieur de la partie supérieure du modiolus et de la lame spirale osseuse. Cette constatation est remarquable et correspondrait à la théorie d'Helmholtz, en tant que le diapason *ut* était encore perçu par l'apophyse mastoïde dans l'oreille droite. Les troncs nerveux dans le conduit auditif interne étaient en partie dégénérés et montraient sur leur parcours des trous ronds plus ou moins grands. Les cellules ganglionnaires du ganglion spiral de la première spire étaient en partie rétractées, en partie détruites. Le saccule était assez bien conservé, sa paroi externe épaissie. On ne peut juger exactement de l'état de l'utricule et des ampoules à cause de l'action énergique de l'acide, mais il n'y avait pas eu là de lésions importantes. Les canaux semicirculaires du côté droit paraissaient avoir complètement disparu au milieu de la pyramide, où il ne restait que de petits canalicules étroits. Dans le revêtement des petits canaux destinés au passage de fibres nerveuses il y avait de nombreuses concrétions calcaires à stratification concentrique.

Dans ce cas encore, l'origine de l'inflammation labyrinthique bilatérale reste inexpliquée. A cause de la maladie fébrile ayant duré plusieurs jours, avec délire et perte de connaissance, on pourrait songer à une encéphalo-méningite dont l'élément morbide, comme dans la méningite cérébro-spinale, aurait pénétré de la cavité crânienne dans les conduits auditifs internes et les aqueducs. Les partisans des inflammations labyrinthiques dites primitives pourraient au contraire considérer le cas comme confirmant leurs vues et faire dériver les symptômes cérébraux de l'affection des deux rochers, où les microcoques de l'ostéomyélite auraient été transportés par la circulation du sang. La sclérose ultérieure extraordinaire de la substance spongieuse des pyramides viendrait aussi en faveur de cette manière de voir. D'autre part, on peut objecter que les affections ostéomyélitiques des os du crâne sont relativement rares, que des affections symétriques de ce genre des deux pyramides n'ont encore jamais peut-être été observées, tandis qu'on a vu à plusieurs reprises la substance osseuse entourant le labyrinthe participer à des inflammations labyrinthiques partant des parties molles. En outre, une infection des rochers provenant d'une ostéomyélite n'aurait guère évolué en quelques jours ; elle aurait donné lieu, dans le cas le plus favorable, à des troubles locaux et généraux de longue durée, mais plus probablement à une méningite mortelle. Enfin on s'expliquerait difficilement la limitation de l'affection à la substance des pyramides, l'immunité de l'oreille moyenne et de l'apophyse mastoïde, cette dernière présentant jusqu'à son sommet des cavités pneumatiques bien développées.

Si nous admettions aussi dans ce cas une méningite due peut-être à une affection secondaire comme la cause de l'affection labyrinthique, on s'expliquerait la symétrie de celle-ci ainsi que le ménagement des spires supérieures du limaçon droit ; l'expérience confirme en effet que le nerf auditif, avec ses organes terminaux, est tout particulièrement exposé à l'action de certains éléments morbides, tandis que les autres nerfs crâniens paraissent beaucoup plus résistants à leur égard ou plus capables de régénération. Dans ma première communication au sujet de l'affection du labyrinthe dans la méningite cérébrospinale, j'ai déjà indiqué les conditions spéciales des

organes terminaux des nerfs de la huitième paire,
dont il s'agit ici.

Action de l'accroissement de la pression intracrânienne sur le labyrinthe.

Dans une communication antérieure, j'ai parlé
d'une observation spéciale concernant la membrane
de Reissner. Il s'agissait d'une dépression de cette
membrane empiétant plus ou moins sur la capacité
du canal cochléaire. Comme dans d'autres cas on
trouve la membrane fortement tendue, parfois même
un peu convexe dans la rampe vestibulaire, j'ai cru
pouvoir en conclure que la cloison de Reissner
possède un certain degré d'élasticité et que, suivant
que la pression l'emporte dans le liquide périlymphatique ou endolymphatique, elle doit s'incurver de
manière à présenter en dehors tantôt une surface
convexe, tantôt une surface concave.

Récemment, j'ai eu à examiner les labyrinthes d'un
garçon de douze ans qui avait succombé à une tumeur
de la glande pinéale. L'accroissement de la pression
intracrânienne, qui s'était manifesté pendant la vie
par une névrite commençante de l'œil droit et une
infiltration du nerf optique, fut confirmé à l'autopsie
par l'aplatissement de la surface du cerveau, l'extension des circonvolutions, l'effacement des sillons, la
dilatation des ventricules et l'accumulation d'une
grande quantité de liquide. L'examen des labyrinthes
montra une forte dépression de la membrane de
Reissner. On la voit représentée dans la figure 20, en
même temps que la membrane tectrice abaissée sur
les fibres de Corti, ce qui fait paraître ceux-ci comme
infléchis. Cette inflexion se voit encore mieux sur la

petite figure à côté, obtenue sous un plus fort grossissement. Les tissus celluleux de l'organe de Corti étaient
détruits, il y avait eu en outre desquamation évidente
du revêtement épithélial de la paroi interne du canal
cochléaire, et entre les fibres nerveux du rameau
cochléaire on voyait, en différents points, de petites
extravasations sanguines ; toutes ces modifications

Fig. 20.

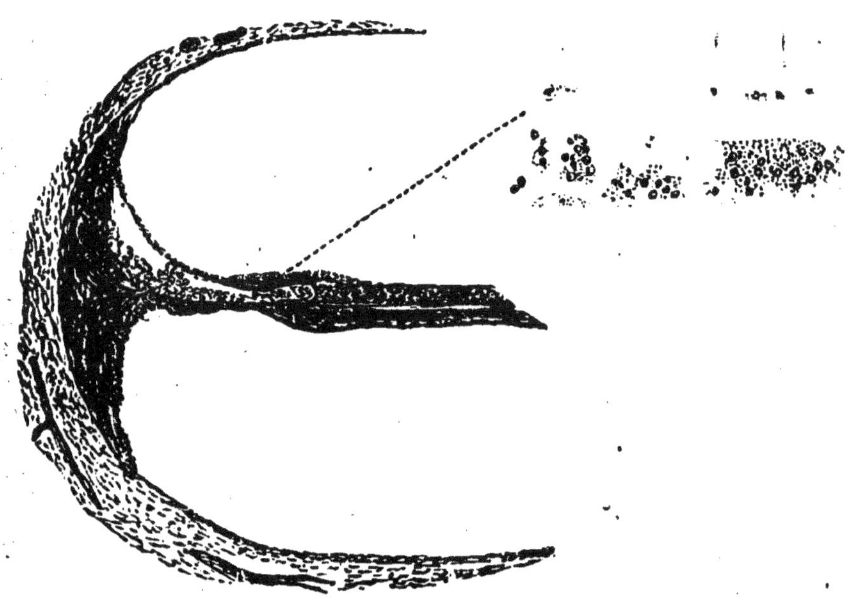

indiquaient peut-être une inflammation commençante,
mais elles pouvaient aussi être regardées en partie
comme le résultat de la macération.

Par contre, il était naturel d'attribuer la dépression
de la membrane de Reissner et la flexion des fibres
de Corti qui en résultait à l'accroissement de la pression intracrânienne. On pouvait admettre que l'excès
de pression s'était transmis aux espaces périlympha-

tiques de la rampe tympanique par l'aqueduc du limaçon. Dans ce cas, la membrane de la fenêtre ronde devait être bombée en dehors et c'est en effet ce que l'on voyait sur les préparations. L'augmentation de la pression périlymphatique se prolongeant, elle devait se transmettre aussi par l'hélicotrême au liquide de la rampe vestibulaire et alors la membrane élastique de Reissner devait céder, en admettant que la pression de l'endolymphe à l'intérieur du canal cochléaire fût moindre que celle de la périlymphe. Cette dernière condition ne pouvait être vérifiée, mais le résultat de l'examen semble indiquer qu'elle était remplie.

A l'objection que la dépression décrite de la membrane de Reissner pouvait s'être produite artificiellement sur la préparation, on peut répondre que l'état observé était le même dans les deux limaçons et dans toutes les spires. Toutefois, l'hypothèse ci-dessus a besoin d'être confirmée par l'examen ultérieur des labyrinthes, notamment dans les cas de tumeurs du cerveau ou d'hydrocéphalie.

Ce qui précède était écrit quand a paru une communication de Gomperz sur des observations analogues faites dans le limaçon d'une jeune dame; à l'autopsie on avait constaté, outre une tuberculose étendue des organes thoraciques et abdominaux, une pachyméningite interne et externe ainsi qu'un œdème aigu du cerveau.

Les autres constatations faites à l'autopsie dans l'oreille gauche, également tuberculeuse, ont été décrites déjà. La membrane de Reissner épaissie se montrait déprimée dans toutes les spires, à tel point que le canal cochléaire ne se voyait plus sur les coupes que sous forme d'une fente légère. Il ne restait de l'organe de Corti que des débris de ses éléments celluleux. L'auteur voit dans l'œdème du cerveau la cause de l'accroissement de pression à l'intérieur des espaces périlymphatiques.

Qu'une augmentation prolongée de la cellule intra-crânienne puisse avoir, sous un autre rapport, une influence pernicieuse sur l'oreille, c'est ce que prouve un cas de Politzer. Cet auteur a observé un élargissement du conduit auditif interne et une atrophie grave des nerfs acoustique et facial chez un homme atteint d'un ostéosarcome de la base du crâne et d'hydrocéphalie. Habermann a pu constater aussi un agrandissement considérable de l'aqueduc du limaçon chez un garçon hydrocéphale de deux ans neuf mois.

Modifications pathologiques des fibres du nerf auditif.

Nous avons déjà parlé des lésions du nerf auditif par pénétration de tumeurs malignes dans le conduit auditif interne ou par formation de tumeurs malignes dans le nerf lui-même. On a publié en outre des cas de compression et d'atrophie par compression du nerf acoustique provenant de gommes syphilitiques, nodosités tuberculeuses, fibro-psammomes et néoplasmes cónjonctifs.

Tout récemment Gomperz a ajouté un nouveau cas à ceux connus. Il s'agissait d'un fibro-sarcome des méninges dans la portion droite de la fosse postérieure du crâne, dont le développement avait amené une tension et un allongement énormes des nerfs acoustique et facial du côté droit. A l'œil nu ces deux nerfs paraissaient atrophiés et gris. L'examen microscopique du nerf acoustique montra l'atrophie des fibres nerveuses et leur remplacement par du tissu conjonctif.

Comme il a été dit déjà, nous ne connaissons pas encore exactement les modifications pathologiques

du nerf auditif, qui se développent parfois à la suite
d'une surdité de longue date sans symptômes inflammatoires aigus et nettement accusés. Il ne faut pas
oublier que les rares observations anatomiques que
nous avons à cet égard concernent l'issue de processus
arrivés à leur terme, dont les causes et le début re-
montent généralement loin, et par suite sont difficiles
à interpréter. Il y a aussi à considérer ici cette atrophie
de la substance nerveuse, dont la cause présumée est
une interruption durable de sa fonction. Mais pour le
moment nous ne connaissons encore ni les conditions
prochaines sous lesquelles se produit chez l'adulte,
après destruction de parties centrales, une dégénérescence descendante de la substance nerveuse, ni celles qui ont pour suite une dégénérescence ascendante
du nerf en cas d'inactivité des appareils périphériques de l'organe sensoriel. En outre il est beaucoup
plus difficile qu'on ne l'admet ordinairement de constater une diminution du nombre des fibres du nerf
auditif par atrophie, si celle-ci n'est pas très accusée,
et aussi de reconnaître si la fibre paraissant conservée
est encore apte à fonctionner. Nous avons, il est vrai,
dans le procédé de coloration de Weigert un moyen
de découvrir la dégénérescence des nerfs ; mais dans
les préparations du labyrinthe on se heurte à cette
difficulté, qu'une grande partie des nerfs à examiner
courent dans des canaux osseux et que, pour la décalcification, les préparations doivent être longtemps
soumises à l'action d'acides minéraux, ce qui, comme
nous l'avons déjà dit, rend la réaction colorée moins
certaine. Jusqu'ici nous ne pouvons nous prononcer
d'une façon sûre à l'égard des rameaux nerveux courant dans l'os lui-même, qu'autant qu'il s'agit d'altérations grossières ou de pertes de substance impor-

tantes. Nous donnerons ici encore quelques exemples de cette dernière catégorie.

Lucae a trouvé une forte atrophie des enveloppes médullaires des deux nerfs cochléaires chez une vieille femme sourde, qui attribuait sa maladie à une blessure reçue sur la tête onze ans auparavant. Moos et moi avons vu l'atrophie des fibres nerveuses dans la première spire du limaçon droit d'un homme de soixante-trois ans, qui serait devenu subitement sourd huit ans avant sa mort ; la mobilité de l'étrier était diminuée et il y avait dilatation des gaines lymphatiques périvasculaires dans la lame spirale membraneuse. Habermann a observé l'atrophie des nerfs dans la spire terminale du limaçon gauche d'une femme sourde de vingt et un ans, qui avait reçu une blessure de la région pariétale gauche. Les nerfs faisaient défaut dans le ganglion spiral ainsi qu'à l'intérieur de la lame spirale osseuse ; l'organe de Corti était atrophié. Les nerfs étaient conservés vers la base du limaçon, mais plus faibles qu'à l'état normal. Il y avait en même temps une otite moyenne purulente hémorrhagique. L'auteur pense que le centre auditif avait peut-être été lésé par le traumatisme et que l'atrophie nerveuse s'était produite en allant du centre à la périphérie. Le même auteur a observé la disparition des nerfs et des cellules ganglionnaires en même temps que l'étiolement de l'organe de Corti dans la première spire des deux limaçons d'un homme de soixante-quinze ans, qui était devenu sourd en travaillant pendant vingt ans dans une forge à cuivre. L'atrophie nerveuse se continuait jusque dans le tronc du nerf acoustique. Habermann est d'avis que les ramifications terminales des nerfs cochléaires ont été paralysées par l'action prolongée du son intense, et que dans ce cas l'atrophie a progressé de la périphérie vers le centre.

Après ces modifications, j'en citerai encore une autre qui s'observe fréquemment et qui a été décrite pour la première fois d'une manière précise par Bœtticher. Il s'agit des concrétions de phosphate de chaux. Examinées sous le microscope, elles se montrent sous la forme de petits tissus, ronds ou ovales, en forme d'haltères ou de massue, qui présentent généralement une stratification concentrique très remarquable et qui à cause de cela, je crois, ont été confondus souvent avec des corpuscules amyloïdes. Ils se rencontrent dans le périoste du conduit auditif interne et dans le névrilème de ses nerfs, dans le ganglion géniculé du nerf facial, puis dans le revêtement membraneux des petits canalicules nerveux ainsi que dans l'aqueduc du limaçon. On les trouve tantôt isolés, tantôt accumulés d'une manière frappante. Moos les a trouvés exceptionnellement abondants chez un sourd-muet, et chez une femme qui avait souffert de bruits subjectifs graves et de dureté d'oreille. Chez le sourd-muet, il y avait aussi des concrétions sur les saccules membraneux du vestibule. Gruber a vu ces corpuscules calcaires en grand nombre dans le limaçon et dans les canaux semi-circulaires après une suppuration de plusieurs années de l'oreille moyenne.

Comme les dépôts calcaires se rencontrent fréquemment à côté d'autres résidus d'inflammations terminées, je serais d'avis que les concrétions de phosphate de chaux doivent être aussi considérées comme des marques caractéristiques d'hyperhémies inflammatoires antérieures. Leur production fréquente s'expliquerait le plus simplement si, dans les nombreuses maladies de l'oreille, nous renoncions à limiter l'affection à certaines parties anatomiques, et si nous admettions une participation fréquente à l'inflammation du revêtement endostéique des espaces labyrinthiques, participation dont les traces se retrouveraient sous la forme de dépôts de carbonate de chaux et, au voisinage de la substance nerveuse, sous celle de granules de phosphate de chaux.

La dégénérescence amyloïde du nerf auditif a été décrite par Voltolini, Meissner et Fœrster. Ce dernier, à côté d'une destruction granuleuse de certaines fibres nerveuses, a trouvé de nombreuses cellules granuleuses et des corps amylacés. Dans le cas publié par Voltolini, Schweigger-Seidel avait confirmé là présence de corpuscules amyloïdes. Dans tous les cas où l'on rencontre ces corpuscules toujours énigmatiques, il s'agit encore d'inflammations antérieures, dont les produits présentent en partie une stratification concentrique et la réaction iodique connue.

— I —

OUVRAGES DU DOCTEUR J.-A.-A. RATTEL

Mémoire sur les « Ictères ». — 1878. — Couronné par la Faculté de médecine de Paris (Prix Corvisart).

Etude sur B. Eustachi (*Ann. des maladies de l'oreille*, 1882), tirage à part.

Etude sur Du Verney (*Ann. des maladies de l'oreille*, 1883), tirage à part.

Remarques sur les végétations adénoïdes du pharynx nasal, par E. Cresswell Baber, traduction (*Ann. des maladies de l'oreille*, 1883), tirage à part.

Etude sur Valsalva (*Ann. des maladies de l'oreille*, 1883), tirage à part.

Etude sur Morgagni (*Ann. des maladies de l'oreille*, 1883), tirage à part.

Des maladies de l'oreille, du nez, du pharynx et de quelques manières de les traiter. — Mémoire posthume de R. Schalle de Hambourg, précédé d'une courte préface de S. Moos d'Heidelberg, traduction (*Ann. des maladies de l'oreille*, 1882-83), tirage à part.

Etude sur Scarpa (*Ann. des maladies de l'oreille*, 1883), tirage à part.

Etude médico-littéraire sur Voltaire (*Thèse de la Faculté de médecine de Paris*, 1883), ouvrage récompensé par la Faculté.

Un auteur médical inconnu (Hiérophile) (*Rev. méd. Française et Etrangère*, 1884), tirage à part.

Le mécanisme des osselets de l'oreille et de la membrane du tympan, par Helmholtz (*traduction*), Paris, 1886, in-8.

Des cornets acoustiques et de leur emploi dans le traitement médical de la surdi-mutité. Paris, J.-B. Baillière et fils, 1886.

Appréciation et mesure de l'acuité auditive chez les sourds et les sourds-muets (*Revue française de l'éducation des Sourds-Muets*, 1887).

Un instituteur des sourds-muets inconnu : l'abbé Ferrand (1731-1815).

Statistique de la Clinique otologique du dispensaire du Louvre, du 15 septembre 1889 et septembre 1891.

Tableau des états organiques et fonctionnels des sourds et des sourds-muets, observés ou traités par le Docteur J.-A.-A. Rattel, 1882.

Le Cathétérisme des trompes d'Eustachi rendu pratique par l'usage de la sonde palatométrique (*Revue du Dispensaire du Louvre*, 1893).

Etude sur Itard (*Revue internationale des Sourds-Muets*).

DISPENSAIRE DU LOUVRE

Paris, 6, rue Bailleul, 6

Le 15 septembre 1889, le docteur J.-A.-A. RATTEL a fondé le *Dispensaire du Louvre*, qui est un Etablissement médical *Otologique*, c'est-à-dire qu'on y traite et apprend à y traiter spécialement la **Surdité**, la **Surdi-Mutité**, les **Maladies de l'Oreille** (Vertiges, Bourdonnements, Ecoulements, etc.), du **Nez** (Ozène, Fétidité, Obstruction nasale, etc.) et de la **Gorge** (Angines, Pharyngites, Toux, etc.).

Les malades qui souffrent de ces affections y reçoivent des soins **tous les jours**, le matin à **9 heures** (non compris le **Dimanche**), le soir à **5 heures**, et gratuitement les lundis et vendredis, à 8 h. 1/2 du matin.

Les **Enfants des Ecoles** y sont reçus gratuitement le jeudi matin.

Un **Cours d'Otologie** est ouvert pour MM. les Médecins et les Etudiants en Médecine.

Dans le cours de l'année 1893-94, les docteurs Montalescot, Greliche et Solary ont trouvé au *Dispensaire du Louvre* les éléments des thèses inaugurales suivantes :

1° **Du chlorure de zinc dans le traitement de l'Otite moyenne suppurée, chronique, granuleuse.** Chez Jouve, par le Dr Montalescot, 1894.

2° **Des infections d'origine nasale.** *Société des éditions scientifiques*, par le Dr Gréliche, 1894.

3° **Du traitement chirurgical du goitre exophthalmique**, par le Dr Solary, 1894.

Plus de dix mille consultations gratuites y sont données par an et *quarante* Sociétés de Secours Mutuels ont compris le *Dispensaire du Louvre* dans leur service médical. (*Voir plus loin.*)

Les malades sont laissés libres d'aller chez le pharmacien et le fabricant d'instruments de leur choix.

LISTE DES SOCIÉTÉS

(Quarante Sociétés adhérentes.)

I. Société de prévoyance et de secours mutuels des Dames et des Demoiselles du commerce *l'Avenir*.

II. Alliance israélite universelle.

III. Association de prévoyance des Employés civils de l'Etat.

IV. Bureau de bienfaisance du XXe arrondissement (Hospice de Belleville).

V. Société de secours mutuels des Artistes-Lyriques.

VI. Société de secours mutuels des Alsaciens-Lorrains à Paris.

VII. Société générale pour le patronage des libérés.

VIII. Société de secours mutuels, de retraite et de placement gratuit.

IX. *Les Prévoyants de l'Avenir.*

X. Société des Garçons de magasin du département de la Seine.

XI. Société fraternelle des Officiers en retraite (membres de la Légion d'honneur).

XII. Association des Employés droguistes.

XIII. Société municipale de secours mutuels du XVIe arrondissement.

XIV. Société de secours mutuels des Maîtres d'armes de Paris.

XV. Société amicale et de prévoyance de la Préfecture de Police.

XVI. Société de secours mutuels et de prévoyance des Employés de transports.

XVII. Association amicale des Postes et Télégraphes.

XVIII. Première Société de secours mutuels des Ternes.

XIX. Société de secours mutuels des Tailleurs de Paris.

XX. Société de secours mutuels des Concierges et Gérants.

(A suivre.)

REVUE DU DISPENSAIRE DU LOUVRE

C'est la 3ᵉ année qu'il existe au Dispensaire du Louvre une *Revue d'otologie* qui publie les statistiques et les documents recueillis, en même temps qu'elle constitue un organe important de vulgarisation.

Voici quelques sommaires :

I. Statistique pour les années 1889-1890 et 1890-1891. — Eclairage électrique de l'oreille, du nez et de la gorge. — Acoumètre.

II. Anatomie pathologique des inflammations de l'oreille moyenne. — Tableau des états organiques et fonctionnels des sourds et sourds-muets observés au Dispensaire. — Essai de bibliographie otologique. — Un nouveau masseur du tympan.

III. Rupture chirurgicale des synéchies de la membrane du tympan. — Un instituteur de sourds-muets inconnu : L'abbé Ferrand. — Anatomie pathologique des polypes de l'oreille moyenne. — Le cathétérisme des trompes d'Eustache rendu pratique par la sonde palatométrique.

IV. Action de l'accroissement de la pression intra-crânienne sur le labyrinthe. — Du chlorure de zinc dans le traitement de l'otite moyenne suppurée chronique granuleuse. — Etude sur Bonnafont.

Les tirages justifiés ont été pour la 1ʳᵉ année :

Le nº 1	20.000	exemplaires.
Le nº 2	10.000	—
Les nᵒˢ 3 et 4	15.000	—

Pour la 2ᵉ année :

Les nᵒˢ 1 et 2	56.600	exemplaires.
Les nᵒˢ 2 et 3	27.200	—

A notre avis, il n'y a pas de journaux de médecine qui tirent à si grand nombre !

De plus, de nombreuses illustrations ajoutent à la clarté du texte. Ces gravures sont faites par Poyet et Navellier, des noms connus. En voici deux : la 1ʳᵉ est empruntée à un article sur la sonde palatométrique ; la 2ᵉ est le portrait de Bonnafont.

Pour finir, nous dirons que nous ferons nos efforts pour développer cette publication, car il n'y en a pas d'autre qui soit consacrée à l'otologie pure depuis que l'*American journal of otology* a disparu.

SPECIMEN DES GRAVURES

de la *Revue du Dispensaire* (Poyet)

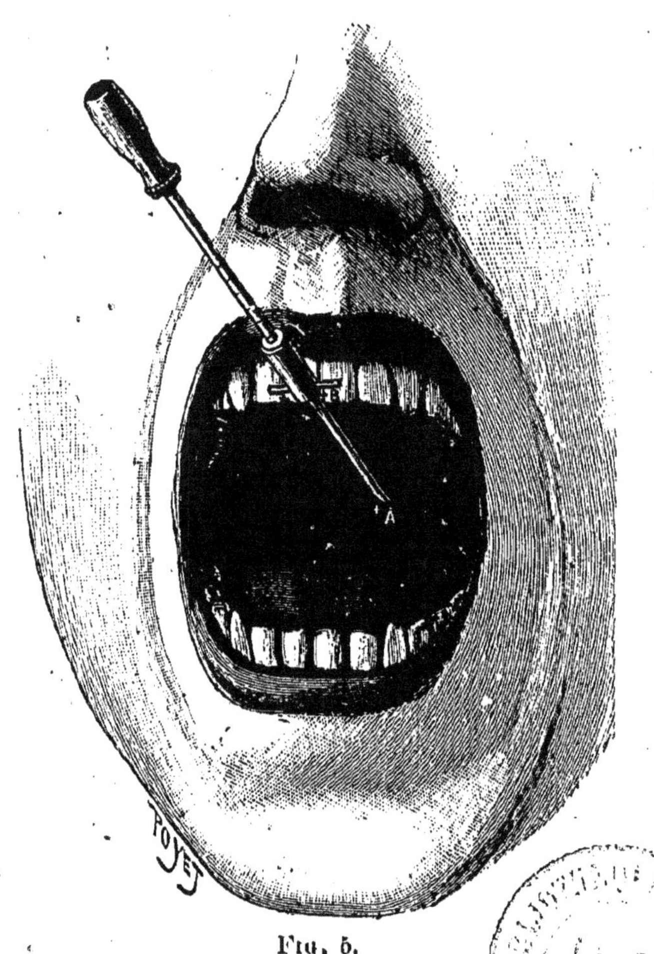

FIG. 5.

Cathétérisme des trompes d'Eustachi par la sonde palatométrique
(*Méthode du Docteur J.-A.-A. RATTEL.*)

TABLE

Paris. — Imp. des Arts et Manufactures et DUBUISSON,
12, rue Paul-Lelong. — Barnagaud imp.

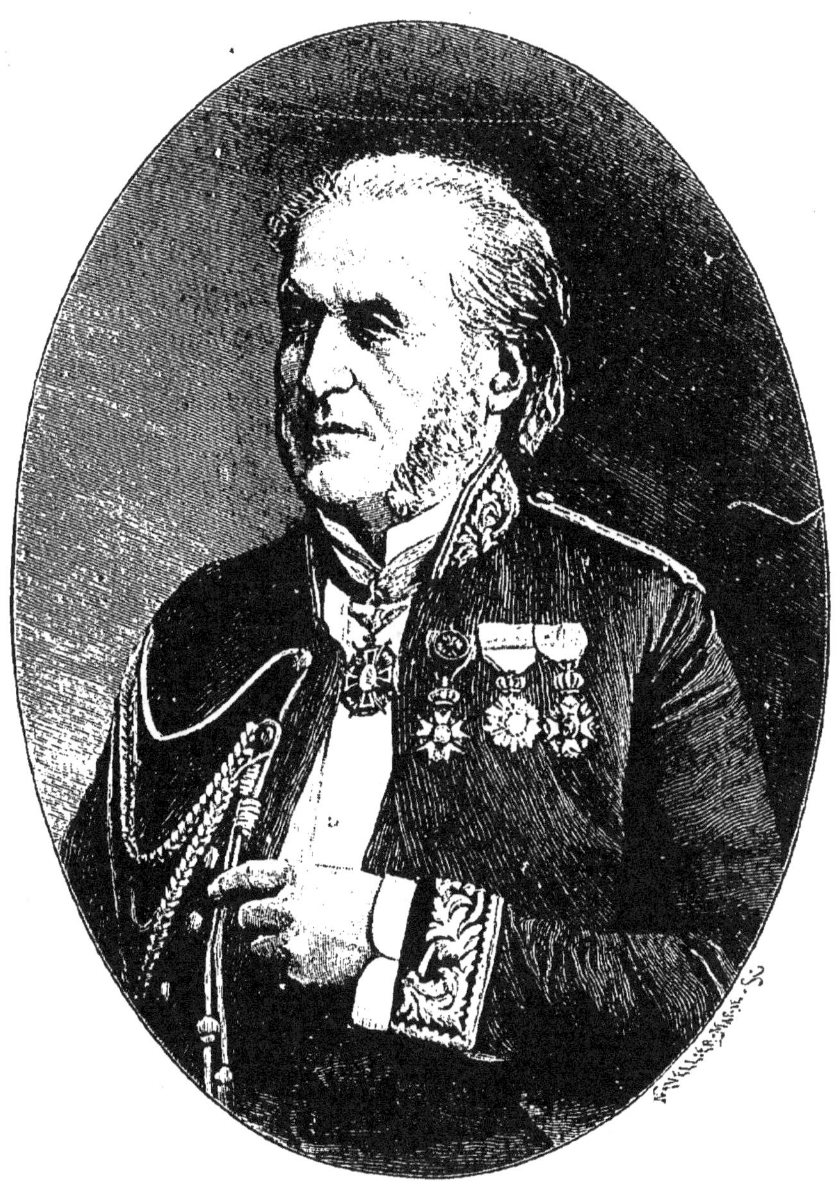

PORTRAIT DU DOCTEUR BONNAFONT

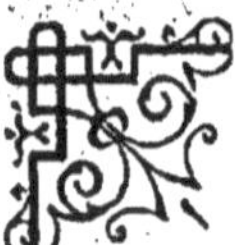

⸎ AVIS ⸎

Toutes les communications concernant le Dispensaire du Louvre et la *Revue du Dispensaire* doivent être adressées à M. le Dr Rattel, 1, rue de l'Université, 1, Paris.

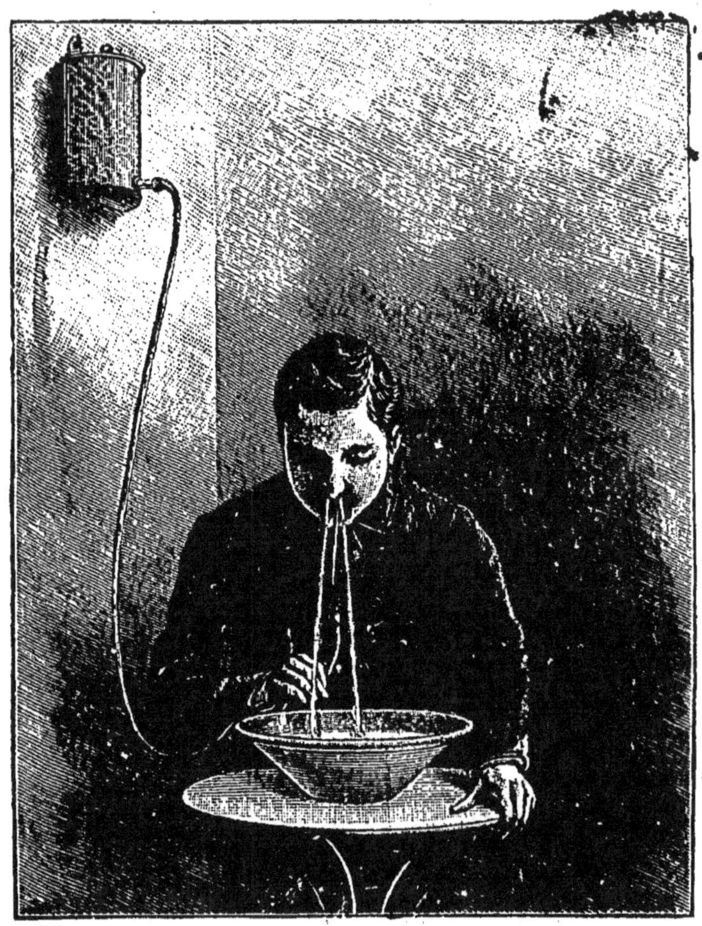

Irrigation rétro-nasale, pratiquée à l'aide de la sonde du docteur RATTEL.

Tout ouvrage dont deux exemplaires seront adressés à la *Revue du Dispensaire* sera annoncé et analysé.

Les abonnements à la Revue se paient par mandat-poste adressé en même temps que la demande d'abonnement.

Paris. — Imp. des Arts et Man. et Dubuisson, 12, rue Paul-Lelong. — 1731.